GESUND LEBEN!

Schlaf-störungen

Ursachen erkennen und behandeln

Dr. Tatjana Crönlein

compact via

Außerdem erhältlich:
Diabetes mellitus – Blutzucker senken, bewusster leben
Bluthochdruck – Vorbeugen und dauerhaft senken
Migräne – Schmerzattacken vermeiden und behandeln
Rückentrainung – Die Wirbelsäule gezielt stärken
Schüßler-Salze – Gesund mit den 12 Mineralstoffen

Über die Autorin:
Dr. phil. Tatjana Crönlein, geb. Pätzold, ist psychologische Psychotherapeutin, Supervisorin (DGVT) und leitet die Arbeitsgruppe Insomnie der Deutschen Gesellschaft für Schlafforschung und Schlafmedizin. Nach dem Studium der Psychologie an der Universität Hamburg hat sie am Max-Planck-Institut für Psychiatrie (München) erste Schlafexperimente durchgeführt. Sie arbeitet seit 15 Jahren wissenschaftlich und klinisch im Schlaflabor der psychiatrischen Universitätsklinik Regensburg, wobei ihr Arbeitsschwerpunkt die Entwicklung neuer psychotherapeutischer Verfahren bei Insomnien ist. Im Rahmen dessen hat sie eine innovative stationäre psychotherapeutische Therapieform für Insomnie entwickelt und leitet diese seit 5 Jahren.

compact via ist ein Imprint der Compact Verlag GmbH

© 2010 Compact Verlag GmbH München
Alle Rechte vorbehalten. Nachdruck, auch auszugsweise, nur mit ausdrücklicher Genehmigung des Verlages gestattet. Alle Angaben wurden sorgfältig recherchiert, eine Garantie bzw. Haftung kann jedoch nicht übernommen werden.

Redaktion: Anja Fislage
Produktion: Wolfram Friedrich
Titelabbildungen: mauritius images
Layout: h3a GmbH, München
Umschlaggestaltung: h3a GmbH, München

ISBN 978-3-8174-7935-1
5479351
Besuchen Sie uns im Internet: www.compact-via.de

Inhalt

Vorwort	**5**
Der Schlaf und seine Funktion	**6**
Zum Thema Schlaf	8
Was ist Schlaf?	9
Das Schlaflabor	10
Spezial: Vorurteile über den Schlaf	15
Guter Schlaf, schlechter Schlaf?	16
Geheimnisvoller Schlaf	20
Spezial: Schlaf und Tinnitus	22
Das Wichtigste auf einen Blick	23
Was sind Schlafstörungen und woran erkennt man sie?	**24**
Gestörter Schlaf und Schlafstörung	26
Drei Arten von Schlafstörungen	28
Symptome einer Schlafstörung	28
Warum sind Schlafstörungen gefährlich?	38
Spezial: Schlaf bei Kindern	40
Das Wichtigste auf einen Blick	41
Welche Arten von Schlafstörungen gibt es?	**42**
Diagnose von Schlafstörungen	44
Wenn im Schlaf die Luft wegbleibt	45
Wenn die Füße im Bett keine Ruh' geben	48
Wenn in den Schlaf Bewegung kommt	50
Wenn Träume Angst machen	52
Wenn einen der Schlaf gefangen hält	54
Wenn man gegen den Rhythmus schlafen muss	56
Das Wichtigste auf einen Blick	58
Insomnie – Schlafstörung ohne Grund?	**60**
Definition von Insomnie	62
Formen der Insomnie	63

Inhalt

Spezial: Schlaf und Alter ... 66
Unterscheidung zwischen Depression und Insomnie ... 73
Sekundäre Insomnien ... 74
Das Wichtigste auf einen Blick ... 75

Hilfe zur Selbsthilfe – In fünf Schritten zum guten Schlaf! 76

Heilung ist möglich ... 78
Sich ein Bild machen ... 79
Zielsetzung ... 81
Schlafdruck aufbauen ... 82
Bett „reinigen" ... 84
Den Tag entspannen ... 86
Die häufigsten Fehler in puncto Schlaf ... 88
Umdenken: Weg vom Schlaf ist hin zum Schlaf ... 89
Aussicht auf Besserung ... 90
Das Wichtigste auf einen Blick ... 91

Die Medikamentensprechstunde 92

Schlafmittel – ja oder nein? ... 94
Schlafmittel wirken unterschiedlich ... 96
Dauer der Einnahme ... 97
Zum Thema Abhängigkeit von Schlafmitteln ... 97
Bei der Einnahme von Schlafmitteln zu beachten ... 98
Die Wahl des Schlafmittels ... 99
Was heißt Medikamentenabhängigkeit? ... 104
Das Wichtigste auf einen Blick ... 105

Wie kann ich die Entstehung von Schlafstörungen verhindern? 106

Schlafstörungen vorbeugen ... 108
Schlafhygiene ... 109
Psychohygiene ... 116
Aktivität und körperliche Fitness ... 120
Spezial: Chronic fatigue Syndrome ... 121
Das Wichtigste auf einen Blick ... 122

Serviceteil (Hilfreiche Adressen, Register) 123

Vorwort

*„Der Schlaf ist wie eine Taube auf der Hand;
wenn man nach ihr greift, fliegt sie weg."*

(P. Dubois, 1795-1871)

Schlaf ist so natürlich und kann dennoch zur komplizierten Angelegenheit werden. Und zwar dann, wenn er sich nicht mehr einfach einstellt, sondern sich immer wieder verflüchtigt. Gründe für einen gestörten Schlaf gibt es viele, und vor jeder Therapie sollte eine Abklärung v. a. körperlicher Ursachen erfolgen. Diese zu übersehen, kann nachgewiesenermaßen fatale Folgen haben. Ein gestörter Schlafablauf kann jedoch auch einfach ein Signal des Körpers und der Psyche für Überbeanspruchung sein – spiegelt Schlaf doch nachts das wider, was sich über den Tag ereignet hat.

Besonders in wirtschaftlich kritischen Zeiten mit zunehmenden Sorgen um die Leistungsfähigkeit wird Schlaf sowohl seitens der Behandelnden als auch der Patienten immer häufiger als physiologische „Tankstelle" gesehen, die sie brauchen, um wieder fit zu sein. Wenn das nicht funktioniert, weil der Körper zu angespannt oder der Kopf zu voll ist, wird in vielen Fällen eher zu einem Schlafmittel gegriffen, als den Ursachen auf den Grund zu gehen.

Schlaf lässt sich nicht erzwingen oder programmieren. Aber man kann es ihm leicht oder schwer machen. Zu viel Aufmerksamkeit vertreibt ihn, genauso wie Nachlässigkeit. Achtsamkeit gegenüber dem Schlaf ist auch immer die Achtsamkeit gegenüber der eigenen Person. Und diese Achtsamkeit lässt sich erlernen.

Dieses Buch klärt über die wichtigsten Gründe für gestörten Schlaf auf und bietet eine Hilfe zum eigenständigen Umgang mit Schlafstörungen. Es zeigt Wege zur Achtsamkeit auf, damit der natürliche Schlaf wieder eine Chance hat.

Dr. Tatjana Crönlein

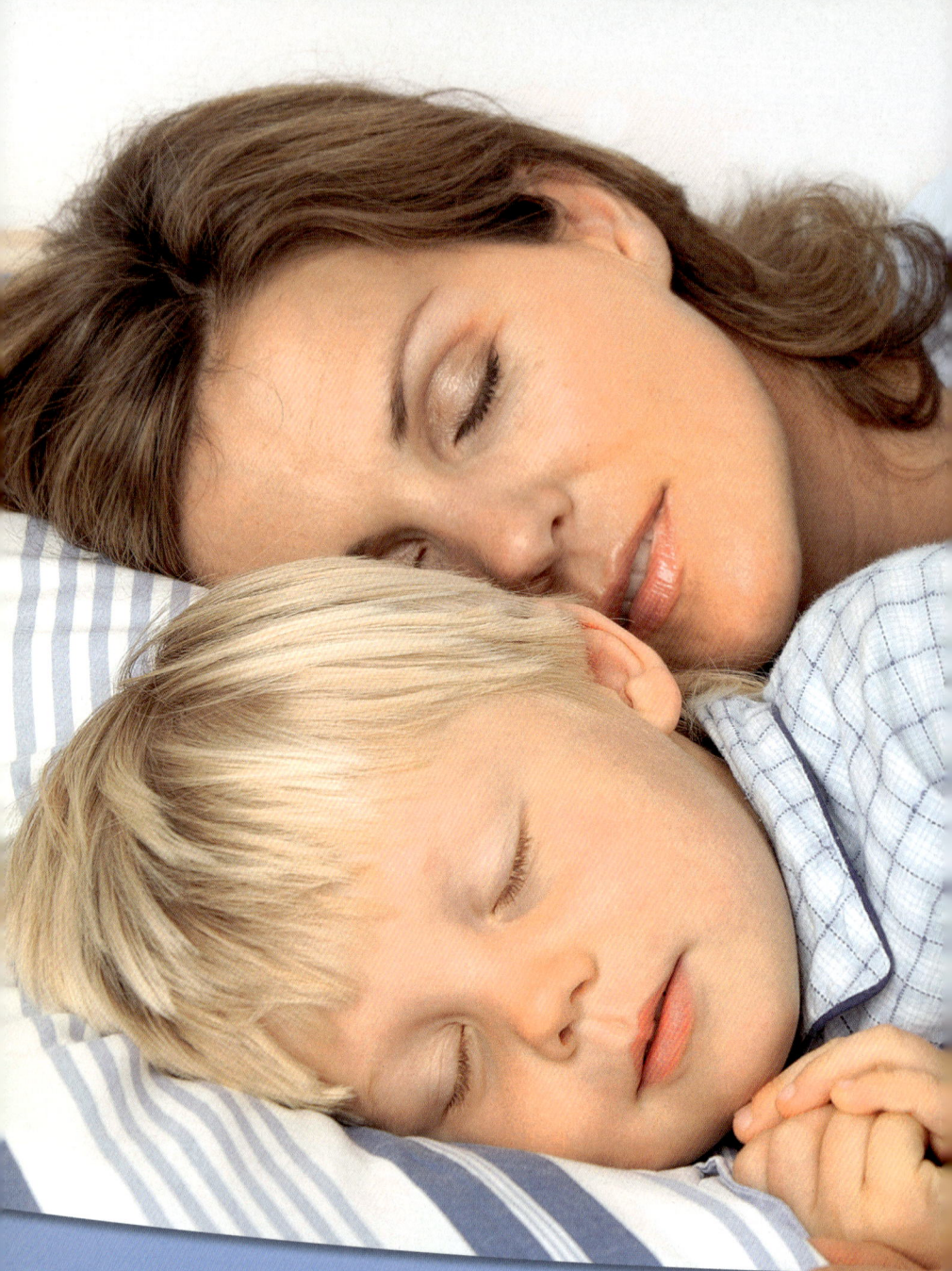

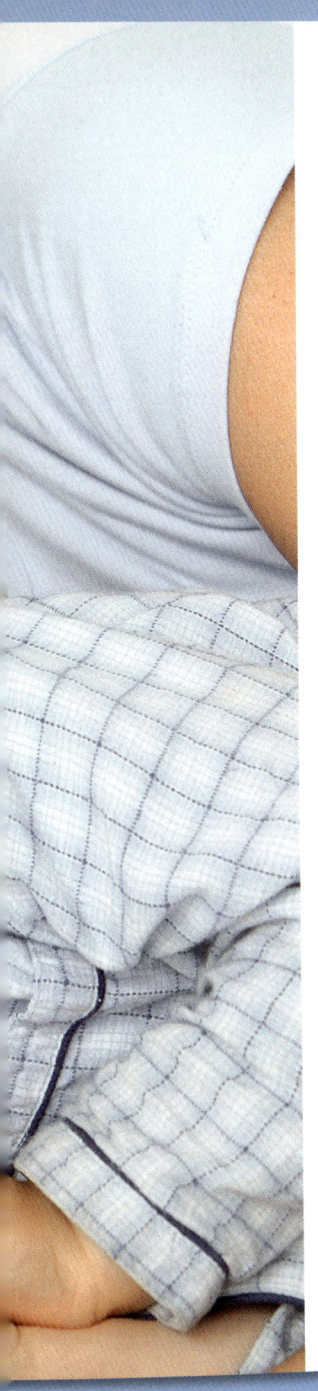

Der Schlaf und seine Funktion

Schlaf ist ein Grundbedürfnis des Menschen. Nur wer gut geschlafen hat, ist am nächsten Tag wach, munter und erholt. In diesem Kapitel erfahren Sie mehr über das Phänomen Schlaf.

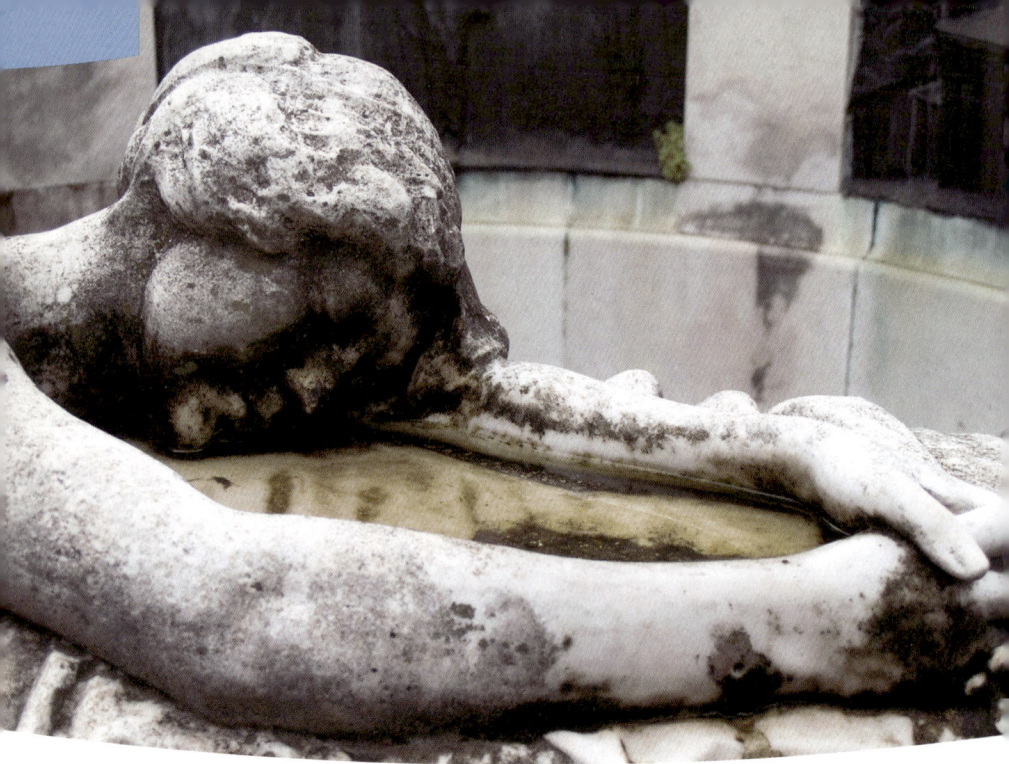

Zum Thema Schlaf

Das Wort Schlaf ist altgermanischen Ursprungs (Gotisch: sleps; Altdeutsch: slaf) und bedeutet eigentlich nur „schlaff". Und in der Tat ist Entspannung die Voraussetzung für gesunden Schlaf. Aber was ist Schlaf eigentlich? Die Anwort blieb lange im Dunkeln und Schlaf ist lange Zeit nur Gegenstand der Dichtung und darstellenden Kunst gewesen. Dank der Schlafforschung können wir heute schon einige Aussagen über ihn treffen.

Die meisten Fragen bleiben jedoch noch weitgehend unbeantwortet. Dazu gehören u. a. die Fragen nach der Funktion des Schlafs und nach einem „Schlafstoff". Eine mögliche Funktion wurde aus evolutionshistorischer Perspektive gesehen. Aus der Verhaltensforschung kommt die Hypothese, dass Schlaf eine Möglichkeit des Organismus ist, sich der Umwelt anzupassen. So ist es durchaus sinnvoll gewesen, während der Dunkelperiode zu schlafen und nicht aktiv zu sein und sich so nicht in Gefahr zu bringen.

Die Zukunft wird zeigen, inwieweit sich der Schlaf-wach-Rhythmus der Menschheit in den jetzigen Gegebenheiten von immerwährender Beleuchtung und vermindertem Zugang zu Tageslicht verändern wird.

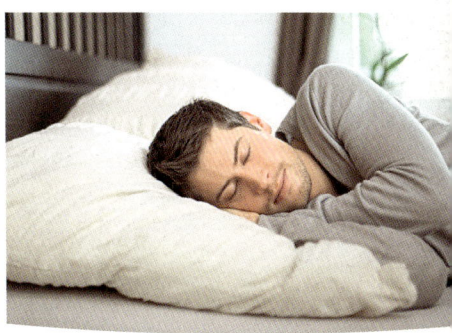

Was ist Schlaf?

Von außen betrachetet ist Schlaf ein physiologischer und psychischer Zustand, der sich durch folgende Eigenschaften auszeichnet:

- längeres ruhiges Liegen
- geschlossene Augen
- erschwertes Reaktionsvermögen
- verlangsamte physiologische Vorgänge (Atmung, Puls)
- nach dem Erwachen können mentale Bilder und Szenen abrufbar sein, die keinen Realitätscharakter haben

Schlaf ist in erster Linie ein Zustand äußerer Ruhe, in dem sich die Gehirnaktivität und bestimmte physiologische Vorgänge vom Wachsein unterscheiden.

Während des Schlafens sind die physiologischen Prozesse des Körpers „auf Sparflamme" geschaltet. Der Blutdruck sinkt, der Puls und die Atmung werden langsamer und die Muskelspannung nimmt ab. Man weiß, dass die Wachstumshormonwerte im Schlaf steigen und die Anzahl der Stresshormone sinkt. Das Frontalhirn ist weniger stark durchblutet als im wachen Zustand. Aber Schlaf ist mehr als nur ein verminderter Wachzustand. Hier passieren viele Dinge. Stellen Sie sich ein Theater vor, bei dem der Vorhang gefallen ist. Es wird weiter geprobt, gesungen, gelitten und gelacht, bis zur nächsten Vorstellung. Ähnlich aktiv ist das Gehirn auch während des Schlafes. Ein Beispiel für die Aktivität des Gehirns sind Träume. Da es keine Möglichkeit gibt, Träume sichtbar zu machen, ist die Traumforschung auf Berichte angewiesen. Traumforschung bedient sich systematischer Weckung und Reizungen während des Schlafs. Die Traumforschung wird aufgrund ihrer methodischen Probleme immer etwas stiefmütterlich behandelt – zu Unrecht, da sie einen wichtigen Zugang zur Arbeit des Gehirns während des Schlafs darstellt. Trauminhalte können so beängstigend sein, dass man davon aufwacht. Die immer wiederkehrenden

Der Schlaf und seine Funktion

INFO

SCHLAF UND GEDÄCHTNIS

Vergessen wir im Schlaf? Nein, im Gegenteil! Lernen im Schlaf, der Traum eines jeden Schülers, ist tatsächlich möglich. Das Gehirn verarbeitet gelernte Inhalte im Schlaf weiter. Schlaf ist sogar ein wichtiger Lernhelfer. Forscher konnten zeigen, dass Schüler, die nach dem abendlichen Vokabellernen schliefen, besser abschnitten als diejenigen, welche dieselben Vokabeln am Morgen gelernt hatten. Im Schlaf werden die Gedächtnisinhalte sortiert und abgespeichert. Es gibt sogar Hinweise dafür, dass in unterschiedlichen Schlafstadien verschiedene Formen von Gedächtnisinhalten vorzugsweise bearbeitet werden. Schlafstörungen können hingegen dazu führen, dass Gedächtnisinhalte sich weniger gut einprägen. Aber Vorsicht, das bedeutet nicht, dass gestörter Schlaf per se zum Gedächtnisverlust führt. Auch wenn Schlafgestörte meinen, ihr Gedächtnis lasse nach, ist dies in den meisten Fällen ein subjektiver Eindruck.

Albträume bei posttraumatischen Belastungsstörungen (z. B. bei Kriegsveteranen oder Gewaltopfern) sind ein Beispiel dafür. Auch Experimente zum Bereich des Lernens zeigen die rege Aktivität des Gehirns während des Schlafs. Man weiß, dass das Gehirn Lerninhalte weiterverarbeitet, auch wenn es schläft. Im Schlaf werden die Eindrücke des Tages wiederholt und geordnet. Nach einer durchschlafenen Nacht erscheinen Probleme am nächsten Tag oft weniger kompliziert. Dieses „mal darüber schlafen" bedeutet: wir vergessen nichts im Schlaf, sondern können es im Gegenteil geordneter abrufen. Schlaf ist also ein Zustand äußerer Ruhe und innerer Aktivität.

Das Schlaflabor

In einem Schlaflabor kann das, was sich während des Schlafs im Körper abspielt, sichtbar gemacht werden. Hierzu werden die Gehirnströme, die Augenbewegungen und die Muskelspannung kontinuierlich, also während einer Nacht, gemessen. Zur Bestimmung der Schlafqualität und -dauer sind mindestens diese drei Messparameter vonnöten. Warum und wann ist eine Untersuchung im Schlaflabor sinnvoll? Nur in einem Schlaflabor können körperliche Krankheiten und ihre Auswirkungen auf den aktuellen Schlaf genau untersucht und ein exaktes Bild der aktuellen Schlafqualität erstellt werden. Auch wenn es mittlerweile viele ambulante Messmethoden für Schlafstörungen gibt, ist die Untersuchung in einem Schlaflabor die professionellste.

Die wenigsten Betroffenen können sich etwas unter einem Schlaflabor vorstellen und Patienten äußern nicht selten Ängste und Vorurteile, wenn es um einen geplanten Aufenthalt geht. Dabei handelt es sich in der Tat lediglich um eine Langzeitaufzeichnung von Messgrößen, die für die Schlafstadienbestimmung und die Erfassung von Schlafstörungen notwendig sind. Die Messung dauert durchschnittlich ca. acht Stunden und findet in der Nacht statt. Folgende Parameter werden bei einer Schlaflaboruntersuchung i. d. R. abgeleitet.

- Elektroencephalogramm (EEG): Messung der elektrischen Aktivität im Gehirn (Hirnströme) durch Elektroden am Kopf
- Elektrookulugramm (EOG): Augenbewegungen
- Elektromyogramm (EMG): Muskelspannung, hier an Kinnmuskulatur, Schienbeinmuskulatur
- Atmungsparameter: Nasenatmung, Brustatmung, Bauchatmung
- Schnarchgeräusche
- Sauerstoffsättigung: Sauerstoffgehalt im Blut
- EKG: Herzschlag
- Körperlage

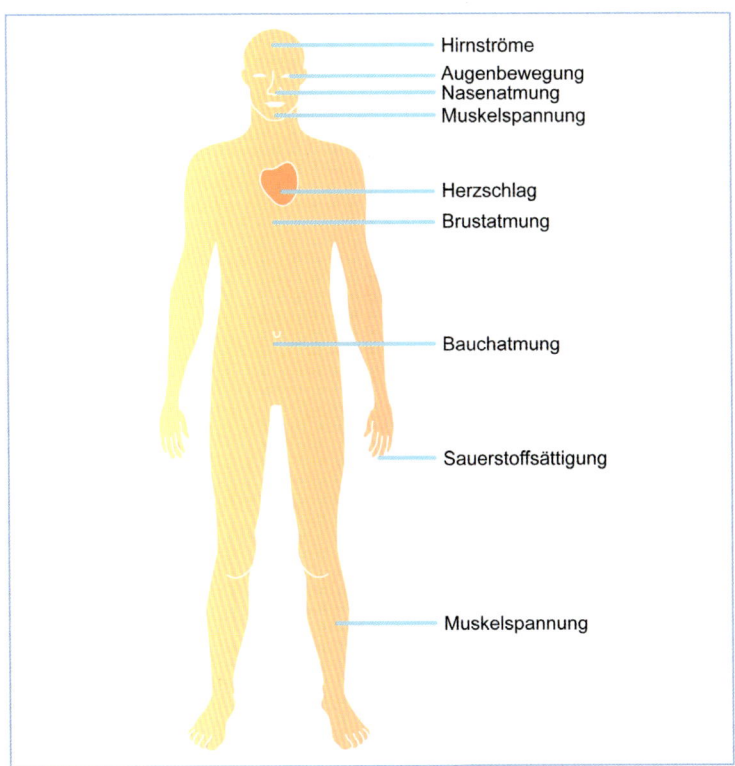

INFO
BEWEGUNG LÄSST SICH MESSEN

Eine bequeme sowie effektive Methode, ein Aktivitäts-Ruhe-Muster zu messen ist die sogenannte Aktometrie. Dabei wird ein ca. armbanduhrgroßes Messgerät, das Aktometer, am Handgelenk getragen. Es zeichnet lediglich Aktivität auf und kann, über einen längeren Zeitraum getragen, einen genauen Überblick über ein individuelles Aktivitäts-Ruhe-Muster geben. Das Problem ist, dass es keinen Schlaf misst und i. d. R. zusammen mit einem Schlafprotokoll interpretiert werden muss. Mit einer höheren Messauflösung programmiert und am Fußgelenk getragen, kann das Gerät Informationen über bestehende periodische Beinbewegungen geben.

Die Gehirnströme, die Augenbewegungen und die Muskelspannung geben Aufschluss über das jeweilige Schlafstadium. Sie werden mit Oberflächenelektroden, die auf die Haut geklebt werden, abgeleitet. Die Atmung und die Muskelspannung an den Beinen werden gemessen, um Schlafapnoesyndrome (s. S. 45) bzw. periodische Beinbewegungen im Schlaf erkennen zu können (s. S. 49). Die Gehirnströme zeigen durch ihr sich kontinuierlich änderndes Muster, ob der Mensch wach ist oder schläft und in welchem Schlafstadium er sich befindet.

Um sich ein Gesamtbild machen zu können, ist diese Schlafuntersuchung, Polysomnografie genannt, in einem Schlaflabor in weitere Untersuchungen eingebettet. Hierzu gehören ein ärztliches Aufnahmegespräch (Anamnese) und eine körperliche Untersuchung. In vielen Schlaflaboren werden zusätzlich noch Aufmerksamkeitstests durchgeführt, um die Reaktionsfähigkeit zu untersuchen. Diese sogenannten Vigilanztests finden am Computer statt und sind in der Regel monoton und langweilig. Ziel ist, zu sehen, wie sich ein müder Patient in dieser Situation verhält.

Gemessener Schlaf

Bereits bei Lidschluss im entspannten Zustand verändert sich das EEG, es zeigen sich langsame, gleichmäßige Frequenzen. Die Augenbewegungen werden träger und die Muskelspannung nimmt ab. Spannend zu beobachten ist der Übergang vom Wachsein zum Schlafen. Er vollzieht sich prozesshaft und nicht abrupt. Wir gleiten also in den Schaf hinein und betreten ihn nicht wie durch eine Tür. Im EEG zeigen sich bestimmte Muster, durch die im Schlaflabor nun der Schlafbeginn registriert wird.

Die Gehirnströme zeigen immer langsamere und höhere Wellen: Der sogenannte Tiefschlaf beginnt – er zeigt sich also normalerweise am Anfang einer Schlafperiode. Wenn Sie aus diesem Schlafstadium erwa-

chen, können Sie sich i. d. R. nicht an Ihre Träume erinnern. Inwieweit der Tiefschlaf wirklich für die Erholung wichtig ist, wurde noch nicht hinreichend geklärt. Fakt ist, dass schon sein Name irreführend ist. Denn es gibt Untersuchungen, die zeigen, dass auch Personen, die aus dem REM-Schlaf (s. u.) geweckt werden, angeben, sehr tief geschlafen zu haben. Im Englischen wird dieses Schlafstadium als Slow-Wave-Sleep bezeichnet.
Der Tiefschlafanteil variiert sehr stark. Er liegt i. d. R. bei Erwachsenen mittleren Alters bei ca. 15 Prozent, kann aber auch höher sein. Es gibt jedoch auch Menschen, die überhaupt nicht in den Tiefschlaf kommen und trotzdem erholt sind.

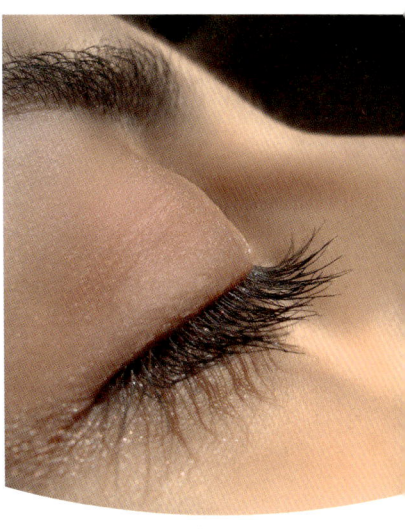

Nach ca. 60 Minuten werden die Wellen wieder etwas kleiner und nun passiert das, was in der Mitte des letzten Jahrhunderts die Schlafforscher so erstaunt hat: Die EEG-Wellen ähneln auf einmal dem des leichten Schlafs, die Muskelspannung ist ganz niedrig und plötzlich kommt es zu sehr raschen Augenbewegungen. Der Rapid-Eye-Movement-Schlaf (REM-Schlaf) dauert ca. zehn bis 20 Minuten und steht im Wechsel mit dem Tiefschlaf bzw. dem leichten Schlaf. Vor und nach den REM-Schlaf-Perioden kann es zu kurzen Aufwachreaktionen kommen. Beim Erwachen aus dieser Schlafphase können i. d. R. lebhafte Träume berichtet werden, weswegen sie auch lange als Traumschlaf bezeichnet wurde. Mittlerweile weiß man, dass in jedem Schlafstadium geträumt wird.
Während des Schlafs kommt es also zu einem Wechsel zwischen leichtem Schlaf, Tiefschlaf (beides auch Non-REM-Schlaf genannt) und REM-Schlaf. Nach Auswertung der Gehirnströme und der übrigen Daten kann ein sogenanntes Hypnogramm erstellt werden.

Wenn Sie erwachen und noch sehr lebendige Traumbilder haben, dann sind Sie höchstwahrscheinlich aus dem REM-Schlaf aufgewacht.

Anhand dessen erhalten Schlafmediziner Informationen über die Einschlafdauer, angefangen vom Löschen des Lichts bis zum Einschlafen (Schlaflatenz), die Dauer des Schlafes und die Anzahl der Aufwachreaktionen. Damit können Aussagen über die Schlafqualität der Nacht getroffen werden. Ein gutes Schlafprofil sollte eine kurze Schlaflatenz, wenig Aufwachreaktionen und eine Schlafdauer von mindestens fünf Stunden aufweisen.

Der Schlaf und seine Funktion

Herr X. hat einen Termin im Schlaflabor, er ist wegen Schlafstörungen dorthin überwiesen worden. Im Aufnahmegespräch macht sich der Arzt ein Bild über die Schlafqualität, Tagesbefindlichkeit, Einnahme von Schlafmitteln und anderen Medikamenten und Herrn X.s körperlichen Erkrankungen. Herr X. berichtet, dass er nur unregelmäßig Schlafmittel genommen und sie, wie empfohlen, eine Woche vor dem Schlaflaboraufenthalt abgesetzt habe. Nach dem Aufnahmegespräch erfolgt eine körperliche Untersuchung und die Aufklärung über den Ablauf im Schlaflabor. Herr X. macht noch einen Aufmerksamkeitstest am Computer und füllt Fragebögen zu seinem Schlafverhalten aus. Am Nachmittag darf er nach Hause gehen und findet sich gegen 20:00 Uhr in seinem Krankenhauszimmer ein. Das Einbettzimmer ist mit einer Videokamera und einer sogenannten Headbox am Kopfende des Betts versehen. Hier werden die Elektrodenkabel für die Schlafableitung eingesteckt. Herr X. setzt sich in Schlafanzug und Morgenmantel auf einen Stuhl und wird für die Nacht vorbereitet.

Herr X. ist etwas nervös und hat einige Fragen, die er nun der technischen Assistentin stellt, die ihn verkabelt. Ob er sich nachts auch bewegen dürfe, was passiere, wenn er überhaupt nicht schlafen könne und ob es möglich sei, nachts auf die Toilette zu gehen. Die technische Assistentin kann ihn beruhigen. Er darf in der Nacht jederzeit aufstehen und muss hierzu lediglich Bescheid geben. Sie bringt die Elektroden am Kopf und im Gesicht an. Herr X. meint, dass er so sicher keine Minute schlafen könne. Die Elektroden werden nun mit der Headbox verbunden. Herr X. soll sich so bequem wie möglich hinlegen. Anschließend wird ihm eine gute Nacht gewünscht und das Licht gelöscht. Mitten in der Nacht wacht Herr X. auf, er hatte einen schlechten Traum und muss auf die Toilette. Die technische Assistentin kommt herein und macht das Licht an. Er wird abgekabelt und kann ins Bad gehen. Nachdem die Aufzeichnung wieder gestartet wurde, liegt er wach und grübelt über Allerlei. Er ist gespannt auf die Auswertung und schaut auf die Uhr. Es ist 1:34 Uhr, noch lange bis zum Morgen. Er kennt das Gefühl: Zu Hause wacht er oft nach ca. zwei bis drei Stunden auf und kann dann nicht mehr einschlafen.

Am nächsten Morgen wird er durch die Assistentin geweckt. Es ist 6:30 Uhr, also ist er doch wieder eingeschlafen. Die Elektroden werden entfernt und Herr X. darf duschen. Anschließend füllt er ein Morgenprotokoll aus. Hier

Vorurteile über den Schlaf

Der Schlaf vor Mitternacht ist der beste

Woher diese Empfehlung kommt, lässt sich nur vermuten. Wahrscheinlich versteckt sich dahinter die Botschaft, dass ein geregeltes Leben zugleich auch ein gesünderes ist. De facto spielt jedoch nachweislich die Uhrzeit des Zubettgehens, ob vor oder nach Mitternacht, für die Schlafqualität keine Rolle. Diese wird v. a. durch die Länge der vorangegangenen Wachzeit bestimmt. Je länger wir wach gewesen sind, desto schneller schlafen wir ein und desto tiefer schlafen wir – und dies auch nach Mitternacht.

Bei Vollmond schläft man schlechter

Ist es das Licht oder die Kraft des Monds? Dem Mond wurde schon seit jeher ein magischer Einfluss auf das menschliche Verhalten zu geschrieben. So ist die Verehrung des Monds eine der ältesten der Menschheit. Allerdings konnte in keiner seriösen Studie ein Zusammenhang zwischen Vollmond und gestörtem Schlaf nachgewiesen werden. Wahrscheinlicher ist wohl, dass der Wunsch nach einer Erklärung für den aktuell gestörten Schlaf die Verknüpfung herstellt.

Elektrosmog hat einen negativen Einfluss auf den Schlaf

Es gibt Menschen, die fest davon überzeugt sind, dass Elektrosmog oder auch elektromagnetische Felder ihren Schlaf verschlechtern, und bei diesen ist es i. d. R. auch der Fall. Es gibt andere, die nicht daran glauben und gut schlafen. Das klingt zwar einfach, es konnte jedoch gezeigt werden, dass weniger die Nähe zu elektrischen Einrichtungen, sondern vielmehr ein ängstliches Misstrauen gegenüber deren negativer Wirkung zu gestörtem Schlaf führt.

Zu wenig Schlaf macht dumm

Viele chronisch Schlafgestörte quälen sich mit der Sorge, dass sie durch den fehlenden Schlaf Schädigungen im Gehirn erfahren und dadurch langfristig nicht mehr „richtig denken" können. Es ist jedoch nicht nachgewiesen, dass Personen mit chronisch schlechten Schlaf grundsätzlich ein schlechteres Gedächtnis haben oder gar dümmer sind. Also kein Grund zur Sorge.

werden Fragen zur vorangegangenen Nacht gestellt, z. B. wie lange er geschlafen habe und wie oft er seiner Meinung nach aufgewacht sei. Der Arzt bittet Herrn X. ins Sprechzimmer. Er erklärt ihm genau den Befund. Herr X. ist überrascht, dass er doch mehr geschlafen hat als vermutet. So ist er schon nach 13 Minuten eingeschlafen und auch die nächtliche Wachphase dauerte nur 30 Minuten. Ihm war es wie 90 Minuten vorgekommen. Seine Atmung ist in Rückenlage gegen Ende der Nacht unregelmäßig, dann schnarcht er auch mehr. Ansonsten war alles in Ordnung. Der Arzt sieht keine körperlich bedingte Schlafstörung, die sofort behandelt werden müsste. Er habe eine sogenannte Insomnie (s. S. 61). Herr X. ist erleichtert, aber auch etwas enttäuscht. Er hatte erwartet, er würde nun schwarz auf weiß den Grund für seine Schlafstörungen erfahren. Der Arzt erklärt ihm, dass diese komplizierter seien und dass es zunächst darum ginge, körperlich bedingte Probleme auszuschließen. Er gibt ihm die Adresse eines anderen Schlafzentrums in der Nähe, das auf seine Schlafstörung, die Insomnie, spezialisiert ist.

Guter Schlaf, schlechter Schlaf?

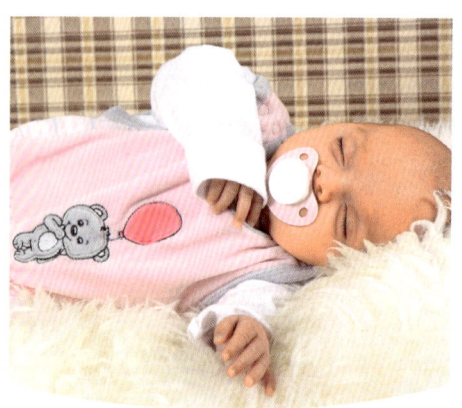

Was ist eigentlich guter Schlaf? Im letzten Abschnitt wurde deutlich, dass sich Schlaf qualitativ gut beschreiben lässt: Schlafdauer, Schlaflatenz, Anteil des Tiefschlafes oder REM-Schlafanteil. Aber was gibt Aufschluss über die Qualität des Schlafes, seine Dauer oder doch etwas anderes? Der Tiefschlaf wurde lange als Favorit für die Schlafqualität gehandelt. Viele Patienten wollen auch heute noch nach der Polysomnografie sofort wissen, wie lange sie im Tiefschlaf waren. Leider konnte er in Untersuchungen zur Erholsamkeit des Schlafs nicht bestehen. Es gibt Menschen, die kaum Tiefschlaf haben und dennoch behaupten, gut geschlafen zu haben. Auch die Schlaflänge korreliert nicht mit der

Erholung. Man hat jedoch herausgefunden, dass die Schlafkontinuität dafür verantwortlich ist, ob jemand erholt ist oder nicht, und das ergibt Sinn: Je weniger Versuchspersonen nachts aufwachten, desto tiefer haben sie subjektiv geschlafen und desto erholter waren sie am nächsten Tag. Dabei sind ein paar kurze Aufwachreaktionen normal. Wichtig ist, dass keine längeren Wachzeiten den Schlaf zerstückeln! Guter Schlaf ist also in erster Linie durchgehender Schlaf.

Folgen von zu wenig Schlaf

Die genaue Funktion des Schlafs ist noch nicht vollständig geklärt. Erholung ist eine ebenso nahe liegende wie nachweisbare Funktion des Schlafs. Schützt uns der Schlaf auch vor Übermüdung und Überbeanspruchung?

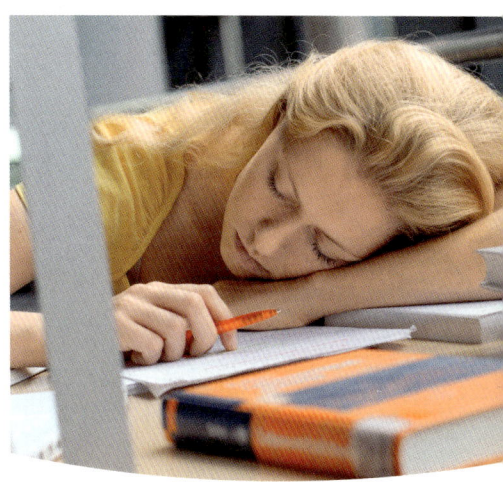

Wenn Schlaf experimentell verhindert wird, zeigen sich Folgen fehlender Erholung. Versuchspersonen, die einem mehrtägigen Schlafentzug ausgesetzt waren, beklagten sich immer wieder über die gleichen Symptome: in erster Linie Müdigkeit und ein erhöhtes Schlafbedürfnis, welches jedoch tageszeitlichen Schwankungen unterworfen war. So war die Müdigkeit in den frühen Morgenstunden am stärksten und in den Nachmittagsstunden am geringsten. Bei zunehmender Dauer der Experimente wurde es immer schwieriger, die Versuchspersonen wachzuhalten. Jeder, der bei Schlafentzugsexperimenten mitgemacht hat, weiß, wie schwer es ist, die Personen ab einer bestimmten Dauer des Experiments wach zu halten. Die Versuchspersonen berichteten außerdem von gereizter Stimmung und Konzentrationsstörungen. In einigen Fällen wurde auch von Wahrnehmungsstörungen berichtet, die v. a. nachts auftraten. Die Folge von zu wenig Schlaf ist also in erster Linie eine Abnahme der Leistungsfähigkeit und eine erhöhte Schläfrigkeit. Aber Schlafmangel führt zu erhöhter Einschlafneigung, d. h. wenn man zu wenig Schlaf bekommt, schläft man irgendwann auch gegen den eigenen Willen ein. Der Körper holt sich also seinen fehlenden Schlaf!

INFO

WIE LANGE GEHT ES OHNE SCHLAF?

Schlafentzugsexperimente sind faszinierend, da sie die Funktion des Schlafs beleuchten. Randy Gardner hielt 1965 den Weltrekord mit 264 Stunden kontinuierlichen Wachseins. Nach vier Tagen zeigte er Stimmungsveränderungen und berichtete von Wachträumen. Es war besonders nachts schwierig, den 17-jährigen Collegestudenten wachzuhalten. Gegen Ende des Experiments verfolgten Schlafforscher seinen Zustand, was ihn motivierte. „Ich wollte zeigen, dass nichts passiert, wenn man nicht schläft", soll er bei der Pressekonferenz am Ende gesagt haben.

Ein weiteres wichtiges Ergebnis bei all diesen Experimenten war jedoch, dass die schlafentzugbedingten Beschwerden wieder verschwanden und zwar sofort nach dem Erholungsschlaf. Erstaunlich ist, dass die Erholungsschlafdauer nicht der verlorenen Schlafdauer entspricht: Nach einem Schlafdefizit von drei Nächten (also 21 Stunden fehlendem Schlaf) reichte eine deutlich geringere Menge Schlaf aus, um sich zu erholen. Wie kann das sein?

Der Körper schläft intelligent

Der Körper kann Folgen eines Schlafentzugs schnell kompensieren. Schlafforscher haben sich die Gehirnwellen von Tieren und Menschen angesehen, die experimentell zu wenig Schlaf hatten und diesen dann nachholen durften. Sie haben festgestellt, dass sich eine bestimmte Frequenz der Gehirnwellen in der Erholungsnacht ausgeprägter zeigten. Das bedeutet, der Körper schläft intensiver und kann so den verlorenen Schlaf nachholen

Dies ist insbesondere für Personen mit Schlafstörungen bedeutsam. Anders als bei einem überzogenen Bankkonto müssen wir die verlorene Schlafdauer nicht eins zu eins aufholen, sondern können sie durch intensiveres Schlafen ausgleichen. Der Körper erleidet also durch zu wenig Schlaf keinen Schaden, wenn er die Möglichkeit hat, den verlorenen Schlaf nachzuholen. Diese Möglichkeit bedeutet: die Augen schließen und einschlafen zu dürfen, und schon kann sich der Körper die Erholung verschaffen.

Eine besondere Art des intensiven Schlafens, nämlich sich durch einen „Powerschlaf" zu erholen, wird von verschiedenen Berufsgruppen (Bereitschaftsdienst oder Personen mit langen und unregelmäßigen Arbeitszeiten, wie z. B. Spitzenpolitiker) eingesetzt. „Powerschlafen" muss jedoch trainiert werden. Besonders gut eignet sich die Mittagspause nach dem Essen für einen „Powernap".

Einflussgrößen auf die Schlafqualität

Die Schlafqualität wird durch verschiedene Faktoren beeinflusst. Die wichtigste Einflussgröße können Sie selbst steuern.
Wie bereits beschrieben, kann der Körper fehlenden Schlaf durch intensiveres Schlafen ausgleichen. Das bedeutet umgekehrt, dass längeres Wachsein vor der Schlafperiode den Schlaf sozusagen intensiviert. Auf eine Formel gebracht heißt das: Je länger wir wach sind, desto schneller können wir einschlafen und desto durchgehender und somit subjektiv tiefer schlafen wir.

Dieses Phänomen ist eigentlich sehr einleuchtend und einfach – wie so viele wissenschaftliche Erkenntnisse im Nachhinein. Durch das lange Wachbleiben wird ein Schlafdruck aufgebaut, vergleichbar mit einem Hungergefühl. Sie können ihren Schlafdruck und damit die Schlafqualität allein schon durch konsequentes Wachsein verbessern (s. S. 82). Des Weiteren hat die Tageszeit einen Einfluss auf den Schlaf. Einschlafen ist am Anfang der Nacht, aber auch mittags optimal. Dann haben wir ein natürliches Tief und eine erhöhte Schlafbereitschaft. Schwierig ist Schlaf hingegen am späten Nachmittag oder vormittags. Diese tageszeitlichen Schwankungen hängen mit der inneren Uhr zusammen, die zu einem wichtigen Teil den Schlaf-wach-Rhythmus steuert. Mittags und spät abends bzw. nachts sind gute Zeitspannen zum Einschlafen.

Über die Wachzeit und die Tageszeit hinaus gibt es jedoch auch andere Einflussgrößen. Dazu gehört v. a. die psychische Situation. Ein gutes Gewissen ist ein gutes Ruhekissen, sagt der Volksmund. Ausgeglichenheit und Zufriedenheit gehen mit körperlicher Entspannung einher und diese ist die Voraussetzung für schnelles Einschlafen. Ärger, Sorgen und

> **TIPP**
>
> ## DER RICHTIGE „POWERNAP"
>
> - Sorgen Sie dafür, dass Sie 30 Minuten ungestört sind.
> - Stellen Sie den Wecker auf 20 Minuten.
> - Nehmen Sie zumindest eine halbliegende entspannte Position ein, in der die Halsmuskulatur entspannt ist.
> - Decken Sie sich etwas zu (mit einer Jacke oder einer leichten Decke).
> - Schließen Sie die Augen und atmen Sie langsam und ruhig ein und aus.
> - Falls Sie nicht alleine sind, können Ohrstöpsel oder ein MP3-Player mit sehr leiser Musik Außengeräusche mindern.
> - Versuchen Sie nicht an Schlaf, sondern an etwas sehr Angenehmes und Wohliges zu denken.
> - Wenn der Wecker klingelt und Sie aufwachen, nehmen Sie sich noch fünf Minuten Zeit, bis Sie wieder aufstehen.

Ausreichend Schlafdruck und Entspannung sind die beiden Hauptpfeiler für gute Schlafqualität.

Angst hingegen sind Einschlafkiller. Andere Einflussgrössen sind Lebensmittel mit Wirkung auf das Nervensystem (wie Kaffee oder Alkohol) und äußere Umgebungsfaktoren (wie Temperatur und Lärm in der Umgebung). Hier gilt der Grundsatz, dass nicht eine konstante Umgebungsbedingung an sich den Schlaf stören kann, sondern eher der Wechsel. So mündet beispielsweise der klimatische Wechsel im Frühling von Kälte zu Wärme bei vielen in die Müdigkeit.

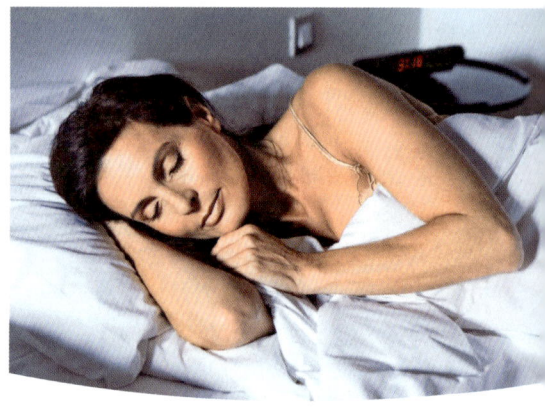

Geheimnisvoller Schlaf

Schlaf ist auch im 21. Jahrhundert noch von einer Aura der Mystik umgeben. Die Gründe hierfür sind vielfältig. Beispielsweise die scheinbare Ähnlichkeit mit dem Tod. Die Worte „einschläfern" und „entschlafen" deuten auf die Nähe zwischen Schlaf und Tod hin. Schon bei den alten Griechen war Hypnos, der Gott für Schlaf, und Thanatos, der Gott des Todes, und deren Mutter war die Nachtgöttin Nyx. Die Verwandschaft von Schlaf und Tod wurde in Märchen wie Schneewittchen und Dornröschen beschrieben. Noch bis ins 19. Jahrhundert wurden Sicherheitsvorkehrungen getroffen, um nicht versehentlich lebendig begraben zu werden. So legte angeblich der dänische Schriftsteller Hans Christian Andersen nachts einen Zettel neben sich, auf dem geschrieben stand „Ich bin nur scheintot". Aber nicht nur die Ähnlichkeit mit dem Tod, auch die Mystik der Träume geben dem Thema Schlaf eine rätselhafte Aura. „Als ich schlief, träumte ich, ich sei ein Schmetterling. Jetzt, wo ich erwache, weiß ich nicht: Bin ich ein Mensch, der träumt er sei ein Schmetterling, oder bin ich ein Schmetterling, der träumt, er sei ein Mensch?" In diesem Gedankengut von Laotse drückt sich der Schlaf als besondere Seinsmöglichkeit zwischen

Geheimnisvoller Schlaf

den Welten aus. Träume wurden schon in der Bibel mit Botschaften und Visionen verknüpft und waren seit jeher Gegenstand der Kunst, Literatur und auch der Wissenschaft, wie z. B. der Psychoanalyse.

Die alten Mythen und Geschichten, die sich um den Schlaf ranken, bestehen auch heute noch in vielen Vorurteilen und pseudowissenschaftlichen Annahmen weiter.

TEST
Mythos Schlaf – Wie gut kennen Sie sich aus?

Der Schlaf vor Mitternacht ist der beste.	Ja	Nein
Schlafstörungen lassen die Haut schneller altern.	Ja	Nein
Bei Vollmond schläft man schlechter.	Ja	Nein
Elektrosmog hat einen negativen Einfluss auf den Schlaf.	Ja	Nein
Man braucht mindestens sieben Stunden Schlaf, um erholt zu sein.	Ja	Nein
Im Alter wird der Schlaf häufig schlechter.	Ja	Nein
Wir wachen alle im Schlaf mindestens zehnmal auf.	Ja	Nein
Sport am Abend verschlechtert den Schlaf.	Ja	Nein
Warmes Essen am Abend verschlechtert den Schlaf.	Ja	Nein
Im Schlaflabor kann man Gedanken im Schlaf messen.	Ja	Nein
Wasseradern beeinflussen den Schlaf.	Ja	Nein
Zu wenig Schlaf macht dumm.	Ja	Nein

Die Auflösung finden Sie im Anhang auf S. 125!

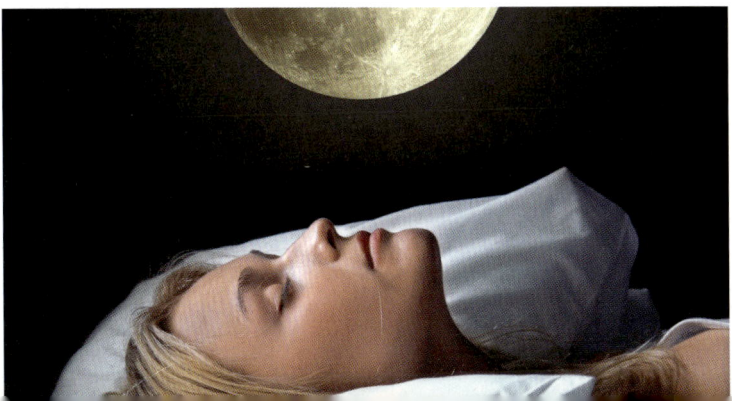

SPEZIAL

Schlaf und Tinnitus

Lärm und Schlaf scheinen unvereinbar. Wenn es zu laut ist, können wir nicht einschlafen oder wachen davon auf. Tinnitus ist definiert durch ein Geräusch, welches in Form eines Pfeiftons, Brummens oder Rauschens unabhängig von einer äußern Geräuschquelle wahrgenommen wird. Wie ist es möglich, dabei zu schlafen?

Schlafstörungen begünstigen den Tinnitus

Es ist bekannt, dass viele Tinnituspatienten unter Einschlafstörungen leiden und das Gefühl haben, durch den Tinnitus immer wieder aufzuwachen. Man weiß auch, dass schlafgestörte Tinnituspatienten eine stärkere Einschränkung ihrer Lebensqualtät erfahren als Patienten ohne Schlafstörung.

Sind Schlafstörungen die zwangsläufige Folge von Tinnitus?

Nein. Erstens leiden nicht alle Tinnituspatienten unter Schlafstörungen – der Anteil der Schlafgestörten bei Tinnituspatienten liegt bei ca. 25 Prozent. Es ist also grundsätzlich möglich, trotz dieses Ohrgeräuschs zu schlafen. Zweitens nimmt die Anzahl der Schlafgestörten unter den Tinnituspatienten mit der Dauer des Tinnitus ab. Das bedeutet wiederum, dass sich der Körper anscheinend an den Tinnitus gewöhnen kann und infolgedessen wieder lernt zu schlafen.

Schlafstörungen bei Tinnitus sind behandelbar

In der Tat kann eine Schlafstörung bei Tinnitus durch spezifische psychotherapeutische Maßnahmen verbessert werden. Ein wichtiger Bestandteil dieser Therapie ist die konsequente Einhaltung schlaffördernder Maßnahmen. Der Betroffene lernt hierbei, trotz Tinnitus wieder einzuschlafen. Eventuell kann sich dadurch auch der Tinnitus verbessern.

Einsatz von Schlafmitteln

Es gibt eine Reihe von Schlafmitteln, die auch über längere Zeit genommen werden können und den Schlaf verbessern. Insgesamt sollte vor jeder Behandlung einer Schlafstörung auch eine genaue Ursachenabklärung erfolgen.

Das Wichtigste auf einen Blick

Was ist Schlaf?
Schlaf ist ein Zustand, in dem wir äußerlich ruhig, mit eingeschränkter Reaktionsfähigkeit und verlangsamten physiologischen Prozessen aktiv Eindrücke verarbeiten.

Warum schlafen wir?
Die genaue Funktion des Schlafs ist nach wie vor ungeklärt. Wir wissen jedoch, dass Schlaf vor Übermüdung schützt. Der Körper hat dabei einen Mechanismus entwickelt, fehlende Schlafdauer durch intensiveres Schlafen nachzuholen.

Wie misst man Schlaf?
Man kann Schlaf mittels einer Schlafuntersuchung in einem Schlaflabor messen. Hierbei werden über Nacht Gehirnwellen, Augenbewegungen und Muskelspannung aufgezeichnet. Anhand dieser Daten kann ein Hypnogramm (Schlafkurve) erstellt werden.

Was macht guten Schlaf aus?
Die Erholsamkeit hängt v. a. mit der Kontinuität des Schlafes zusammen. Je durchgängiger der Schlaf gewesen ist, desto erholter fühlen wir uns am nächsten Tag.

Was beeinflusst die Schlafqualität?
Die Schlafintensität ist hauptsächlich von der Dauer der vorangegangenen Wachzeit abhängig. Je länger man wach ist, desto schneller schläft man ein und desto intensiver schläft man.

Wie entstanden Vorurteile bezüglich des Schlafes?
Rätsel um den Schlaf hat es immer gegeben und dies lag zum großen Teil daran, dass man Schlaf nicht wissenschaftlich erklären konnte. Alte Vorurteile verwässern auch heute noch Meinungen über den Schlaf, z. B. der Einfluss des Vollmonds oder von Wasseradern auf die Nachtruhe.

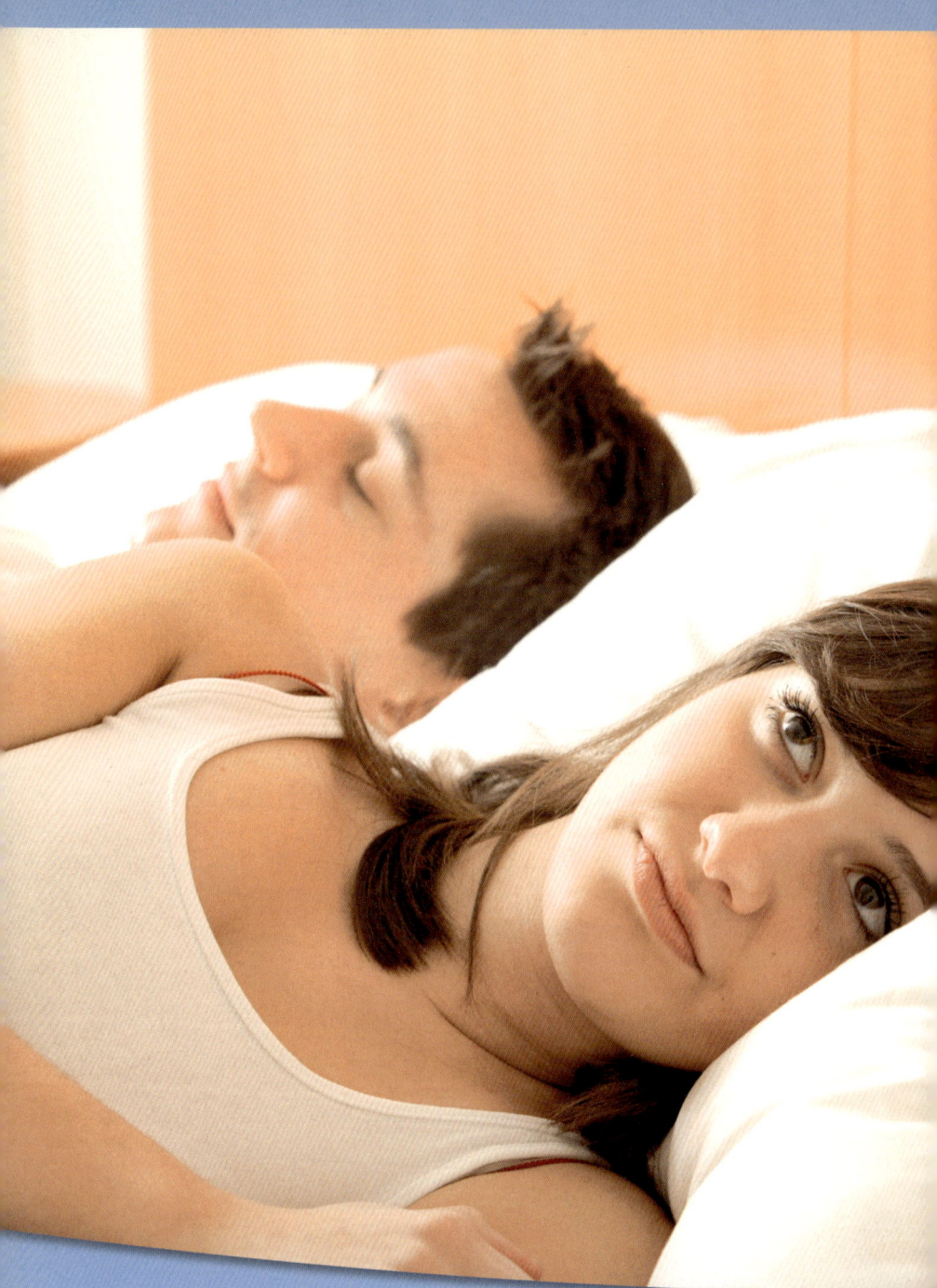

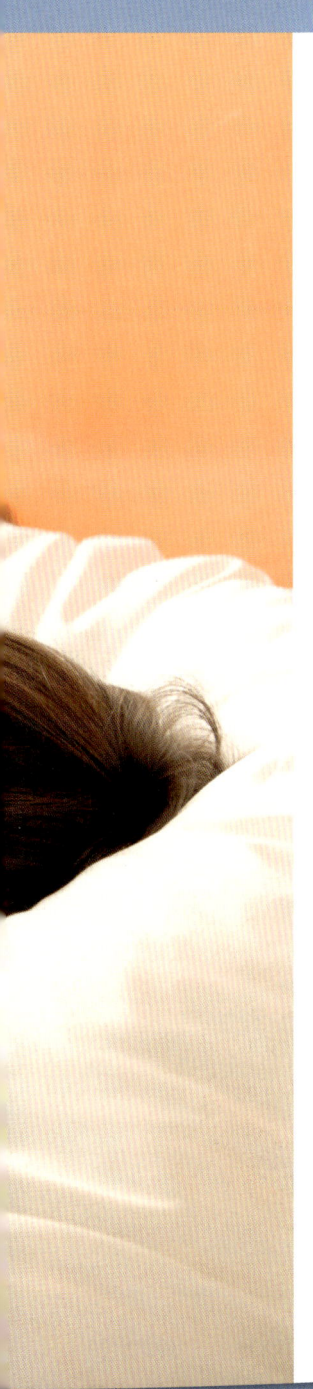

Was sind Schlafstörungen und woran erkennt man sie?

Wenn der Schlaf keine Erholung bietet oder sogar ganz ausbleibt, ist das ein ernsthaftes Problem. Doch wo endet der normale, gesunde Schlaf und wo beginnt die Schlafstörung? Dieses Kapitel zeigt die verschiedenen möglichen Symptome auf.

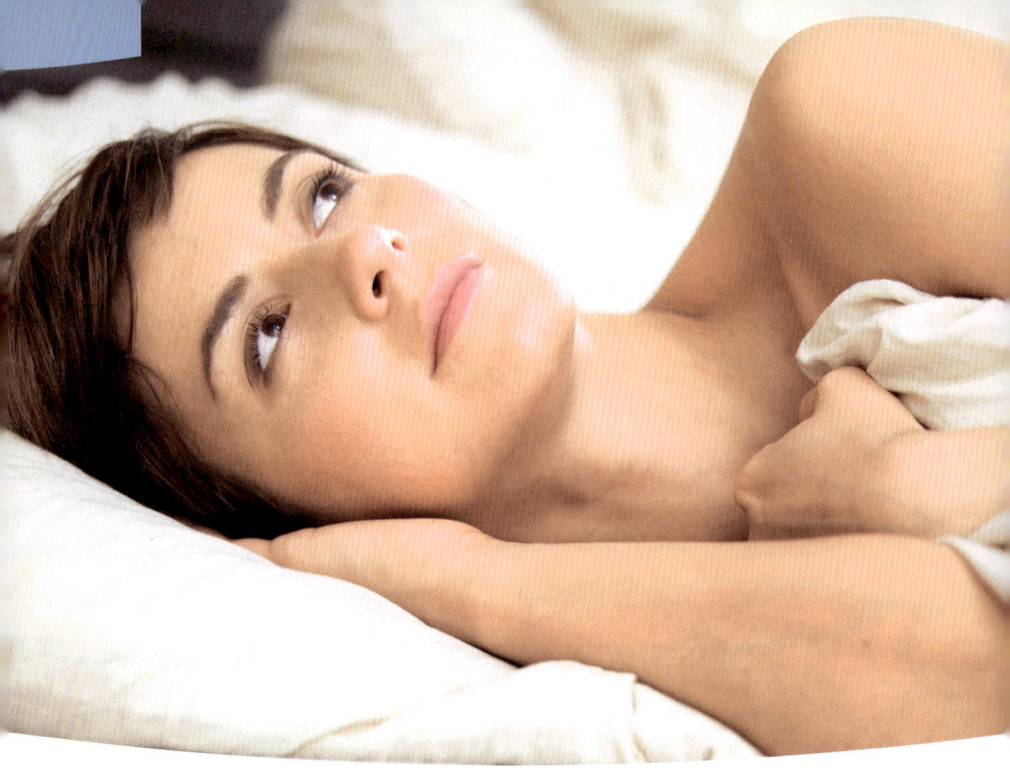

Gestörter Schlaf und Schlafstörung

Ab wann sprechen wir von Schlafstörungen? Die meisten Menschen schlafen hin und wieder schlecht. Ab wann jedoch wird es problematisch? In der Schlafmedizin wird „gestörter Schlaf" von einer „Schlafstörung" unterschieden. Gestörter Schlaf kann auch bei gesunden Menschen vorkommen und meint lediglich einen aktuell gestörten Schlafablauf. Eine Schlafstörung hingegen ist ein Oberbegriff für unterschiedliche Störungen und Krankheiten der Schlafmedizin und bezeichnet eine regelhafte Abweichung von normalem Schlaf. Aber was ist „normaler Schlaf"?
Das Problem der Schlafmedizin ist, dass der Schlaf generell sehr variabel und individuell ist und dass es somit kein verbindliches quantitatives biologisches Maß für die „gute" Schlafdauer und Schlafqualität gibt. Es gibt Menschen, die in mehreren Perioden schlafen und ausgeruht sind und

Gestörter Schlaf und Schlafstörung

andere, die sieben Stunden durchschlafen und müde sind. „Vier Stunden schläft der Mann, fünf Stunden die Frau und sechs Stunden der Idiot", soll Napoleon angeblich gesagt haben. Wie viel Schlaf ist gesund? Wir wissen, dass die natürliche Schlafdauer mit dem Alter abnimmt. Säuglinge schlafen 16 und Erwachsene im Schnitt sieben Stunden in westlich industrialisierten Ländern. Es gilt, dass alles zwischen fünf und neun Stunden als normal anzusehen ist. Grundsätzlich weiß man jedoch, dass nicht die Schlafdauer, sondern die Schlafqualität von entscheidender Bedeutung ist. Was also ist die Norm, wenn wir die Dauer und Qualität des Schlafes betrachten?

> **Wenn Sie sich durch Ihren Schlaf regelmäßig nicht mehr erholen können und tagsüber dadurch beeinträchtigt sind, besteht der Verdacht auf eine Schlafstörung.**

Die Frage, ob jemand eine Schlafstörung hat oder nicht, entscheidet sich zunächst am Leidensdruck, z. B. hervorgerufen durch ständige Müdigkeit und/oder Durchschlafprobleme. Ein Leidensdruck kann sich aber auch in Ängsten und quälenden Sorgen wegen des fehlenden Schlafs ausdrücken. Aufgrund der Beschwerden wird der Schlaf in einem Schlaflabor überprüft und das Ergebnis dann mit dem verglichen, was in der Schlafmedizin als durchschnittlich gut betrachtet wird. Diese Richtlinien sind letztlich Konsensentscheidungen von Experten. Diese Fachleute treffen sich regelmäßig und erstellen Leitlinien, überprüfen Therapien und setzen Standards für die Behandlung.

Wenn Sie sich durch den Schlaf nicht erholen können und tagsüber unter Müdigkeit leiden, haben Sie wahrscheinlich eine Schlafstörung. Eine Schlafstörung ist eine anhaltende Störung der Schlafqualität, verbunden mit einer Beeinträchtigung der Tagesbefindlichkeit. Als Zeitkriterium werden i. d. R. vier Wochen genommen. Diese Dauer ist natürlich willkürlich gesetzt und nicht durch eine biologische Gesetzmäßigkeit erklärbar. Sie soll jedoch dabei helfen, vorübergehende Beeinträchtigungen des Schlafs von einer anhaltenden und deshalb behandlungsbedürftigen Schlafstörung zu unterscheiden.

▌INFO

SCHON WIEDER NACHTS WACH GEWORDEN!

Kaum zu glauben, aber durchschlafen ist unmöglich und nächtliches Aufwachen ist normal. Kurzes Aufwachen kann beim Einschlafen und auch gegen Ende der Nacht vorkommen. Das Aufwachen aus dem Schlaf während der Nacht ermöglicht einen kontrollierten Körperlagewechsel und ist deshalb sehr sinnvoll. Über nächtliches Erwachen sollte man sich somit keine Sorgen machen. Die meisten Aufwachreaktionen werden zudem i. d. R. vergessen. Wenn dadurch jedoch das Wiedereinschlafen gestört ist, kann eine Schlafstörung vorliegen.

Was sind Schlafstörungen und woran erkennt man sie?

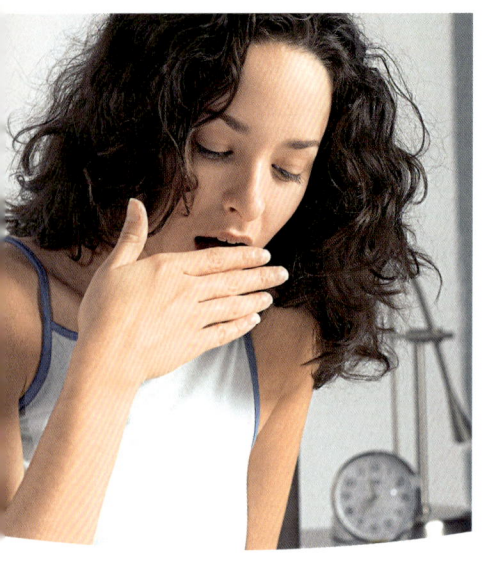

Drei Arten von Schlafstörungen

Schlafstörungen können grundsätzlich in folgende klinische Gruppen eingeteilt werden:

- Insomnien
- Hypersomnien
- Parasomnien

Insomnien sind durch einen nachweisbar gestörten Nachtschlaf gekennzeichnet. Hier steht der problematisch Schlaf im Vordergrund der Beschwerden und die Müdigkeit wird lediglich als nebensächliche Folge davon gesehen (s. S. 61). Bei den Hypersomnien hingegen steht eine ständig empfundene Tagesmüdigkeit im Vordergrund. Gestörter Schlaf wird hier nicht als Hauptbeschwerde angesehen. Bei den Parasomnien (altgr. para = neben) geht es um Phänomene, die in Zusammenhang mit dem Schlaf auftreten, z. B. Albträume oder Zähneknirschen. Diese grundsätzliche Einteilung nach dem Erscheinungsbild in Insomnie, Hypersomnie und Parasomnie, sagt noch nichts über die eigentliche Schlafstörung aus, erleichtert aber die Ursachensuche.

Symptome einer Schlafstörung

Einschlafstörungen

Der Schlafablauf kann bereits beim Einschlafen gestört sein. Eine Einschlafzeit von ca. 20 Minuten wird i. d. R. als normal angesehen. Ein paar Minuten mehr sind nicht gleich ein Grund zur Sorge. Die Ursachen für eine Einschlafstörung können körperlicher Art sein, wie z. B. periodische

Symptome einer Schlafstörung

Beinbewegungen im Schlaf (s. S. 49) oder auch Schnarchen. Dies kann der Arzt bzw. Schlafexperte feststellen. Manchmal kann der Körper während der Entspannungsphase beim Einschlafen so stark zucken, dass man davon wach wird. Diese sogenannten Einschlafmyoklonien sind meist harmlos und normal. Häufig sind die Gründe für Einschlafstörungen jedoch psychischer Natur, wie z. B. Grübeln, Anspannung, schlechte Stimmung, Traurigkeit oder Angst. Der späte Horrorfilm am Abend oder ein Streit kurz vor dem Zubettgehen können somit das Einschlafen erschweren oder sogar verhindern (mehr dazu im Kapitel „Wie kann ich die Entstehung von Schlafstörungen verhindern?", s. S. 77). Dafür gibt es eine physiologische Erklärung: Immer wenn wir uns ärgern oder ein anderes unangenehmes Gefühl haben, sind wir angespannter als sonst, und diese Anspannung erschwert das Einschlafen. Das gleiche gilt übrigens auch für starke Freude. Eine recht harmlose Erklärung kann auch ein mangelnder Schlafdruck sein. Wenn Sie beispielsweise schon einen Nachmittagsschlaf gemacht haben oder einfach nicht müde genug waren, fällt es oft schwer einzuschlafen.

Einschlafstörungen können ganz harmlose Gründe haben, wie z.B. den berühmten TV-Schlaf vor der geplanten Bettzeit.

Wenn Ihre Einschlafdauer regelmäßig länger als 20 Minuten ist und Sie dies als störend empfinden, sollten sie überlegen, ob Folgendes häufig passiert:

- Sind Sie am Abend bereits einmal eingeschlafen?
- Hatten Sie Stress im familiären oder beruflichen Umfeld?
- Sind Sie ins Bett gegangen, obwohl Sie gar nicht müde waren?

In diesem Fall ist das gestörte Einschlafen eine normale Reaktion, denn Schlaf braucht Pflege und Vorbereitung.

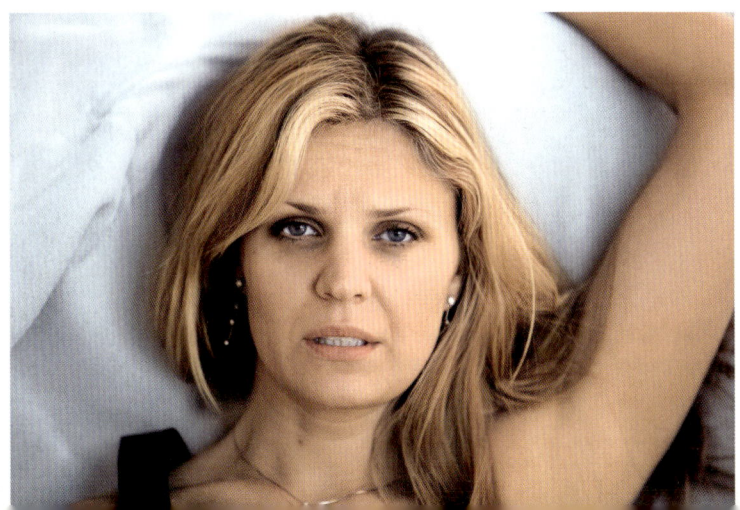

Durchschlafstörungen

Häufiges Aufwachen in der Nacht ist nicht ungewöhnlich. Wir alle wachen nachts mehrfach auf, können uns i. d. R. jedoch nicht mehr daran erinnern. Nächtliches Aufwachen ermöglicht es uns, kontrollierte Bewegungen auszuführen (zudecken, Kissen zurechtrücken). Das Aufwachen findet oft beim Wechsel zum REM-Schlaf statt und mündet im raschen Wiedereinschlafen. Nächtliches Aufwachen findet normalerweise also unabhängig von äußeren Reizen statt. Viele Menschen meinen, dass sie wegen ihrer vollen Blase aufwachen, tatsächlich aber wachen sie auf und stellen dann fest, dass sie auf die Toilette müssen.

> **INFO**
>
> **SODBRENNEN IM SCHLAF**
>
> Es gibt Gründe für Durchschlafstörungen, auf die man erst relativ spät kommt. Dazu gehört beispielsweise der gastroösophageale Reflux. Dieser bezeichnet ein Zurückfließen der Magensäure und kann im Schlaf vorkommen. Die Betroffenen leiden unter saurem Aufstoßen und/oder Sodbrennen. Im Falle von häufigem Sodbrennen und gestörtem Schlaf sollte also auch in dieser Richtung geforscht werden.

Während nächtliches Wachwerden normal ist, sollten regelmäßige Probleme beim Wiedereinschlafen nicht auftreten. Die richtige Bezeichnung wäre deshalb eigentlich nicht Durchschlafstörung, sondern nächtliche Wiedereinschlafstörung. Betroffene berichten, nachts stundenlang wach zu liegen und nicht wieder in den Schlaf zu finden.

Sie sind frustriert, wenn sie „schon wieder aufgewacht" sind und dies häufig auch noch zur selben Nachtzeit passiert (i. d. R. zwischen 1:00 Uhr und 3:00 Uhr). Es wird häufig gegrübelt, wobei die Gedanken dann oft negativer als am Tag sind. Dies liegt an dem natürlichen Stimmungstief, was wir in der Nacht, besonders aber um ca. 3:00 Uhr, haben. Normalerweise verschlafen wir diese kleine, nächtliche Depression. Leidet man unter Durchschlafstörungen, kann man ihr jedoch völlig ausgeliefert sein.

Probleme mit dem Wiedereinschlafen müssen jedoch nicht immer mit schwarzen Gedanken zusammenhängen. Wachzeiten in der Nacht werden fast immer als ärgerlich empfunden und gehen mit erhöhter körperlicher Anspannung einher. Dieser Ärger kann sich mit der Dauer des Wachseins steigern, sodass der Schlaf immer unwahrscheinlicher wird.

Für Durchschlafstörungen können körperliche Störungen oder auch Lärm in der Umgebung verantwortlich sein. So kann ein schnarchender Bett- oder Zimmernachbar durchaus die Ursache für notorisch gestörten Schlaf sein. Geräusche werden umso häufiger zu Schlafstörern, wenn sie negativ bewertet werden. Wenn Sie sich durch die Schnarchgeräusche ihres Bettnachbarn gestört fühlen, sollte dies thematisiert und nicht ausgehalten werden. Es gibt eine Reihe von Behandlungsmöglichkeiten für starkes Schnarchen. Manchmal helfen leider auch nur getrennte Schlafzimmer.

Früherwachen

Morgens schon zu hören, wenn die Zeitung kommt, im Sommer durch die ersten Vögel geweckt zu werden und nicht mehr schlafen zu können, andere zu beneiden, die sagen, sie können endlich mal wieder ausschlafen – kennen Sie diese Gefühle?

> **INFO**
>
> ## SCHLAFSTADIUM SELBST BESTIMMEN
>
> Wenn man lange geträumt hat, mit Knitterfalten vom Kopfkissen im Gesicht aufwacht und es noch relativ früh am Morgen ist, war es wahrscheinlich der REM-Schlaf, aus dem man erwacht ist. Sehr angstbesetztes Aufwachen ohne konkrete Traumerinnerung mit Schwitzen und Herzklopfen kann ein Hinweis auf ein Aufwachen aus dem Tiefschlaf sein. Grundsätzlich gibt es jedoch keine systematischen Hinweise auf ein bestimmtes Schlafstadium, aus dem wir erwachen. Ein Schlafforscher ist dennoch dieser Frage nachgegangen und hat versucht Versuchspersonen beizubringen, das Schlafstadium, aus dem sie geweckt worden sind, zu erkennen. Dies gelang jedoch nur bei einer weiblichen Versuchsperson. Sie konnte nach einem speziellen Training die Schlafstadien korrekt bestimmen, aus denen sie geweckt wurde.

Wenn man deutlich früher als geplant aufwacht und nicht wieder einschlafen kann, leidet man unter morgendlichem Früherwachen. Wichtig ist, dass dies nicht im Rahmen einer spontanen Verlängerung der Bettzeiten passiert. Die meisten Betroffenen können bereits ab 3:00 oder 4:00 Uhr nicht mehr schlafen. Sie sind dann hellwach, dafür aber tagsüber sehr müde. Die Mehrzahl bleibt liegen und schläft womöglich dann später doch wieder ein – und stellt im ungünstigsten Fall den Wecker aus. Regelmäßiges Früherwachen ist sehr frustrierend.

Das Problem kann verschiedene Ursachen haben. Häufig ist sie durch eine zu frühe Zubettgehzeit bedingt. Es kann aber auch ein Hinweis auf eine Depression sein. Früherwachen und das sogenannte Morgentief sind typische Anzeichen dafür. Bei einem Morgentief sind die Stimmung und der

INFO

GUT SCHLAFEN = VIEL SCHLAFEN?

Gut wird oft mit viel gleichgesetzt. Das ist im Fall des Schlafes jedoch falsch. Guter Schlaf bedeutet nicht, dass man acht Stunden oder mehr schlafen muss. Die Schlafqualität und nicht die Schlafdauer ist für die Erholsamkeit verantwortlich. Und die Schlafqualität wird wiederum durch Schlafkontinuität, das heißt die Durchgängigkeit des Schlafs, bestimmt. Der Tiefschlaf wird in dieser Beziehung häufig überschätzt. Wenn Sie acht Stunden schlafen und viel Zeit davon im Tiefschlaf verbringen, nutzt Ihnen das nichts, wenn sie dazwischen häufig längere Wachphasen haben. Je weniger wir nachts wach liegen, desto erholsamer ist unser Schlaf.

Antrieb morgens besonders schlecht, verbessern sich aber im Laufe des Tages. Depressionen sind in der Bevölkerung weitverbreitet und nicht jede wird als solche erkannt. Eine mögliche Depression kann ihr Hausarzt bzw. ein Psychiater oder Nervenarzt feststellen. Manchmal besteht jedoch keine Schlafstörung, sondern nur eine falsche Erwartung an den Schlaf. Manche Menschen erwarten z. B., von 22:00 Uhr bis 8:00 Uhr durchschlafen zu können, nur weil vielleicht der Bettnachbar es kann. Diese Erwartung ist in vielen Fällen falsch! Wenn die Bettzeiten zu lang sind (und das bedeutet häufig schon länger als sieben Stunden), kann der Körper diese Zeit oft nicht mehr mit Schlaf ausfüllen. Er wacht dann „zu früh" auf. Dieses Phänomen ist häufig bei älteren Menschen zu beobachten, die das Bett aufsuchen, um der Einsamkeit zu entfliehen. Wenn Sie also zu früh aufwachen, sollten Sie folgende Dinge überprüfen:

- Ist meine Bettzeit zu lang (u. U. schon länger als sieben Stunden)?
- Gehe ich früher ins Bett als sonst?

Morgendliche Abgeschlagenheit

„Wenn ich morgens aufwache, bin ich wie gerädert." Oder: „Jeden Morgen fühle mich wie überfahren." So oder so ähnlich beschreiben Patienten ihr Gefühl mangelnder Erholung unmittelbar beim Aufwachen. Viele brauchen Stunden, um in die Gänge zu kommen und werden nicht selten erst am späten Vormittag wach. In der Regel bessert sich die Müdigkeit jedoch im Laufe des Tages. Morgendliche Abgeschlagenheit kann bei jedem Menschen einmal vorkommen und muss keinesfalls krankhaft sein. Sie sollte abgeklärt werden, wenn sie nicht infolge eines erhöhten Alkoholkonsums oder anderer Umstände auftritt, sondern regelmäßig auch unter optimalen Schlafbedingungen, d. h. trotz guter Schlafumgebungsbelüftung und ausreichender Schlafzeit. Sie kann ein Zeichen einer schlafbezogenen Atmungsstörung sein oder wird typischerweise bei starken Schnarchern beobachtet.

Tagesmüdigkeit

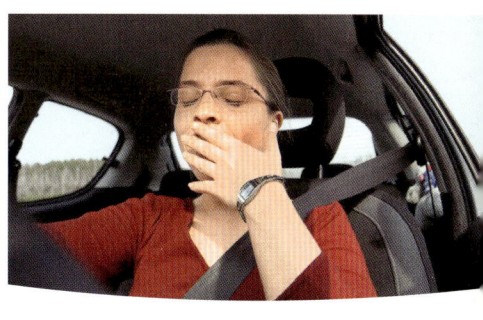

„Irgendwie werde ich nie richtig wach." Müde, energie- und kraftlos – so beschreiben viele Patienten ihren Zustand der Tagesmüdigkeit, die sich über den Tag nicht bessert. Diese Patienten sind nicht depressiv, haben Freude am Leben und viele Pläne, doch die Müdigkeit hindert sie daran. Sie kann dazu führen, dass Hobbys oder auch sportliche Aktivitäten eingeschränkt werden. Gereiztheit und Traurigkeit sind häufige Folgen. Einige Patienten nehmen aufgrund der Müdigkeit und der daraus resultierenden mangelnden Bewegung auch an Gewicht zu. Tagesmüdigkeit kann mit bestimmten psychologischen Testverfahren erfasst werden. Sie kann die Folge von Schlafmangel sein, z. B. durch zu kurze Bettzeiten, wie es häufig etwa bei Fernfahrern zu beobachten ist. Sie tritt jedoch i. d. R. als Folge von körperlich bedingten Schlafstörungen auf und ist typisch für die Narkolepsie (s. S. 54). Manchmal kann sich auch eine Depression hinter der ständigen Müdigkeit verstecken. Die bei Depressionen vorkommende Antriebsschwäche wird von Betroffenen nicht selten als Müdigkeit wahrgenommen. Ständige Tagesmüdigkeit sollte auf jeden Fall abgeklärt werden.

Tagesmüdigkeit sollte als Warnsignal für eine Schlafstörung ernst genommen werden, v. a. wenn man potenziell gefährliche Tätigkeiten ausübt (wie z. B. als Busfahrer oder Pilot).

Das Schlafmangelsyndrom – müde trotz ausreichend Schlaf?
Es gibt Menschen, die subjektiv gut und ausreichend schlafen und trotzdem ständig müde sind. Diese Patienten zeigen nach einer polysomnografischen Untersuchung einen normalen Schlafablauf, haben keine schlafbezogene Atmungsstörung und keine periodischen Beinbewegungen, die ihren Schlaf stören. Sie schlafen also durchschnittlich gut und eine organische Störung liegt nicht vor. Warum sind sie dann müde? Hierfür kann es unterschiedliche Gründe geben. Einer ist das sogenannte Schlafmangelsyndrom. Das bedeutet, dass regelmäßig zu wenig geschlafen wird, um richtig erholt zu sein. Der Maßstab für eine zu geringe Schlafdauer ist natürlich individuell. Einige Menschen benötigen sechs Stunden Schlaf,

andere acht Stunden, um erholt zu sein. Wenn jemand im Durchschnitt sieben Stunden Schlaf benötigt, um ausgeruht zu sein, aber durchschnittlich nur fünf Stunden schläft, ist ständige Müdigkeit die unweigerliche Folge. Das Schlafmangelsyndrom kommt v. a. bei vielbeschäftigten Menschen vor, die einen sehr stressigen und überfüllten Alltag haben. Beispielsweise Personen, die mehr als einen Beruf oder neben dem Beruf andere Verpflichtungen (Pflege eines Angehörigen) haben, leiden oft darunter. Wenn Schlaf als „subjektiver" Zeitfresser wahrgenommen wird, der von den „eigentlichen" Dingen im Leben nur abhält, wird er deshalb in ein zu kurzes Zeitfenster gepresst, um mehr Zeit für vermeintlich wichtigere Dinge zu haben. Dann kann es sein, dass sich ein Schlafmangelsyndrom mit Zeichen ständiger Müdigkeit und erhöhter Einschlafneigung tagsüber entwickelt. Hier hilft nur eins: die tägliche Schlafdauer konsequent verlängern.

Ungewolltes Einnicken

Eine besondere Form der Tagesschläfrigkeit ist die sogenannte Monotonieintoleranz. Hiermit ist die Unfähigkeit gemeint, in monotonen, d. h. langweiligen Situationen wach zu bleiben. Die Betroffenen sind wach und fit, wenn sie aktiv sind, schlafen jedoch relativ schnell ein, wenn die Situation nicht ihre ständige Aufmerksamkeit erfordert oder sie sich körperlich entspannen. Der Schlafgestörte, der unter Monotonieintoleranz leidet, hält monotone Situationen nicht aus, ohne einzuschlafen. Vorträge, Fernsehabende und lange Zugfahrten sind wahrscheinlich noch die harmloseren Situationen. Gefährlich wird es erst bei Überwachungsaufgaben oder auch beim Autofahren. Die tägliche Gefahr, die von einem Sekundenschlaf ausgeht, wird in unserer Gesellschaft tatsächlich unterschätzt.

> ■ TIPP
>
> # SEKUNDENSCHLAF
>
> Ein nicht unerheblicher Anteil der Unfälle im Straßenverkehr sind müdigkeitsbedingt. Die Augen fallen zu – nur kurz – und der Körper holt sich den Schlaf, den er braucht. Wie kann man das verhindern?
>
> - Vermeiden Sie lange Autofahrten, wenn Sie müde sind.
> - Machen Sie alle 90 Minuten eine Pause. Es hilft schon, auszusteigen und frische Luft zu atmen.
> - Wenn Sie plötzlich schläfrig werden, sollten Sie mit Aktivität reagieren. Sprechen Sie mit sich oder singen Sie ein Lied und machen Sie eine Pause auf dem nächsten Parkplatz.
> - Ein Mitfahrer kann Sie nachts wachhalten. Achtung: Wenn Sie müde sind, lieber den Mitfahrer bitten, Sie wachzuhalten als ihm ein Schläfchen zu gönnen.
> - Kaffee und schwarzer Tee sind Wachmacher, können die Müdigkeit im schlimmsten Fall jedoch verstärken.
> - Grundsätzlich sind Nachtfahrten ein Risiko, da die innere Uhr und der Schlafdruck uns auf Schlaf programmiert haben. Hinzu kommen die erschwerten Bedingungen einer Nachtfahrt, wie etwa schlechte Lichtverhältnisse.

Gründe für Monotonieintoleranz können Schafstörungen aller Art sein, sie ist jedoch typisch für das Schlafapnoe-Syndrom. Im Schlaflabor lässt sich überprüfen, ob Ihre Einschlafneigung noch im grünen Bereich liegt oder nicht.

> Schätzungsweise ist bei jedem fünften Straßenverkehrsunfall Müdigkeit eine der Hauptursachen.

Albträume

Der Traum ist das prominenteste Zeichen für Schlaf. Es gibt Menschen, die viele lebendige Träume haben und andere, die sich an ihre Träume überhaupt nicht erinnern können. Beides ist normal. Wenn der Traum zum Albdruck wird und mit einer Regelmäßigkeit die Psyche belastet, kann dies Zeichen einer Schlafstörung sein. Im schlimmsten Fall werden Träume ausagiert, d. h. die niedrige Muskelspannung ist aufgehoben und der Träumende bewegt sich entsprechend seiner Trauminhalte. Albträume sind bei Kindern keine Seltenheit und können auch bei Erwachsenen infolge akuter Belastungen auftreten.

Schlaflähmung

Die sogenannte Schlaflähmung ist ein sehr seltenes Phänomen. Der Schlafende wacht auf und kann sich einige Sekunden lang nicht bewegen. Diese Art von Lähmung ist sehr beängstigend, geht jedoch wieder vorüber. Sie kann eine Normvariante sein oder Zeichen einer sogenannten Narkolepsie (s. S. 54).

Unruhige Beine am Abend

Kribbelgefühle in den Beinen, die abends in Ruhe auftreten und zu einem fast unwiderstehlichen Bewegungsdrang führen, sind fast immer Zeichen eines Restless-Legs-Syndroms. Viele Betroffene bringen dies zunächst nicht mit ihrem gestörten Schlaf in Verbindung oder berichten davon nichts beim Arztbesuch, da sie es für harmlos und lediglich unangenehm halten. Charakteristischerweise bessern sich diese Beschwerden sofort bei Bewegung. Tatsächlich können sie jedoch mit gestörtem Schlaf zusammenhängen, da sie auch nachts auftreten und das Einschlafen verhindern. Diese Symptome müssen, je nach Schweregrad, medikamentös behandelt werden (s. S. 49 ff.).

Schnarchen

Schnarchen gehört im Volksmund zum Schlaf wie die geschlossenen Augen. Es kann jedoch den Schlaf stören und v. a. mit einer Einschränkung der Atmung einhergehen (s. S. 45 ff.). Meistens ist es jedoch harmlos und lediglich ein soziales Problem. Schnarchen wird durch folgende Faktoren begünstigt: behinderte Nasenatmung im Liegen (z. B. bei Schnupfen), Alkohol und Übergewicht. Manchmal können Allergien, beispielsweise auf Hausstaub oder Pollen, die Nasenatmung so behindern, dass immer wieder geschnarcht wird. Wenn das Schnarchen Ihren Schlaf stört, sollten Sie Ihren Arzt konsultieren.

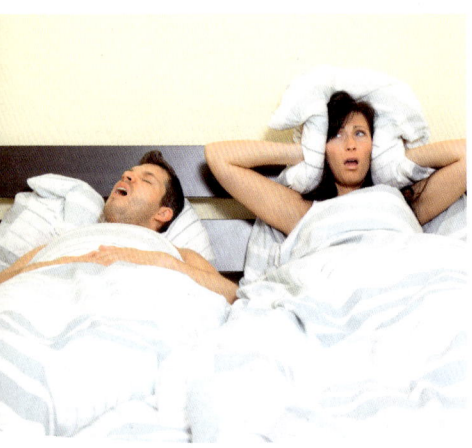

Die Behandlungsmöglichkeiten des Schnarchens hängen von der Ursache ab und rangieren von HNO-ärztlichen operativen Methoden bis zu einer Schnarcherschiene.

Tipps gegen das Schnarchen
- Alkohol weglassen. Denn er lässt die Muskulatur erschlaffen und kann das Schnarchen so begünstigen.
- Schlafmittel vermeiden. Insbesondere die sogenannten Benzodiazepine können aufgrund ihrer muskelentspannenden Wirkung das Schnarchen fördern.
- Gewichtsabnahme. Wenn Sie übergewichtig sind und schnarchen, kann eine Gewichtsreduzierung helfen. Fett befindet sich i. d. R. nicht nur am Bauch, sondern auch am Hals und kann hier das Vorkommen des Schnarchens und sogar von Atempausen im Schlaf begünstigen.
- Oberkörper höher lagern. Durch einen erhöht liegenden Oberkörper kann der Kopf nicht nach hinten fallen und der Mund sich im Schlaf nicht öffnen. Legen Sie mal ein oder zwei Kissen mehr auf!
- Versuchen, auf der Seite einzuschlafen. Da häufig in Rückenlage verstärkt geschnarcht wird, kann die Einnahme der Seitenlage helfen. Allerdings dreht man sich im Schlaf oft unbewusst auf den Rücken. In schweren Fällen kann eine mechanische Vermeidung der Rückenlage helfen

Symptome einer Schlafstörung

- Rückenlagevermeidungsweste. Diese Weste ist mit einem Schaumstoffpolster am Rücken ausgestattet. So kann man die Rückenlage im Schlaf nicht mehr einnehmen.
- Nasenatmung befreien. Viele fangen an zu schnarchen, wenn die Nase verstopft ist. Dies kann bei Schnupfen, aber auch bedingt durch Allergien (Hausstaub oder Pollenallergie) der Fall sein. Probieren Sie im Falle einer behinderten Atmungsfähigkeit mal abschwellende Nasentropfen aus. Falls Sie in dieser Nacht deutlich weniger schnarchen, kann ein HNO-Arzt weiterhelfen.

Ansonsten: Wenn Sie sich durch das Schnarchen nicht in Ihrem Schlaf und damit nicht in Ihrer Tagesbefindlichkeit beeinträchtigt fühlen, ist es v. a. ein soziales Problem. Es stört unter Umständen Ihren Bettnachbarn – oder in häufigeren Fällen ihre Bettnachbarin. Nicht selten schlafen Ehepaare deswegen in getrennten Schlafzimmern. Schnarchen kann auch operativ behandelt werden. Die Gründe hierfür sollten jedoch über „das soziale Problem" hinausgehen.

INFO

KANN MAN BEI LÄRM SCHLAFEN?

Hier gibt es keine generelle Antwort. Lärm ist definitionsgemäß ein als unangenehm empfundenes Geräusch. Der Presslufthammer produziert Geräusche, die die meisten Menschen als unangenehm empfinden dürften, dergleichen ein startendes Flugzeug. Aber was ist mit den Fahrgeräuschen einer nahen Autobahn oder der S-Bahn? Was ist mit Vogelgezwitscher oder Meeresrauschen? Geräusche sind nicht immer gleich Lärm, und so ist es auch mit dem störenden Effekt. Es ist grundsätzlich möglich, sich an Geräusche zu gewöhnen, sobald sie zu einer Geräuschkulisse werden. Die Geräusche sollten also mit einer Gleichmäßigkeit auftreten und in der Intensität nicht zu sehr schwanken, dann kann man dabei auch schlafen. Ein entscheidender Punkt hierbei ist jedoch die Bewertung der Geräusche. Wenn diese als belastend empfunden werden, können sie als Geräuschkulisse nicht in den Hintergrund der Aufmerksamkeit treten, sondern werden immer störend sein und u. U. auch schlafstörend. Dies erklärt, warum manche Menschen beispielsweise bei Autobahnlärm wach bleiben und andere ruhig einschlafen können.

Atempausen im Schlaf

Apnoen, umgangssprachlich auch Aussetzer im Schlaf genannt, sind eine relativ häufige Schlafstörung. Diese Atempausen im Schlaf treten oft in Rückenlage in Verbindung mit Schnarchen auf. Sie können in geringer Anzahl harmlos sein, aber auch zu einer fast lebensbedrohlichen Krankheit gehören (s. S. 45 ff.). Es gibt mittlerweile gute Messgeräte, die Atempausen im Schlaf ambulant erfassen können. Sie nehmen hierzu ein entsprechendes Gerät mit nach Hause und tragen es während des Schlafs. Diese Untersuchungen werden i. d. R. von Lungenfachärzten, HNO-Ärzten oder in Schlafambulanzen durchgeführt.

Warum sind Schlafstörungen gefährlich?

Dass Schlafstörungen mehr als nur eine Befindlichkeitsstörung sind, ist mittlerweile bekannt. Risiken zeigen sich in folgenden Bereichen:

- Körperliche Schädigung. Das bedeutet, durch die Schlafstörung werden physische Funktionen beeinträchtigt, und es kann zu dauerhaften Schädigungen kommen. Dies ist beispielsweise beim Schlafapnoe-syndrom der Fall. Man weiß, dass ein unbehandeltes Schlafapnoesyndrom mit einem erhöhten Risiko einhergeht, an Bluthochdruck, Schlaganfall oder Herzinfarkt zu erkranken. Inwieweit allein chronischer Schlafmangel selbst zu einem andauernden Defekt im Körper führen kann, ist noch nicht hinreichend belegt. Es gibt jedoch ernstzunehmende Untersuchungen, die eindeutig dafür sprechen, dass chronischer Schlafmangel ungesund ist. Viele Insomniepatienten befürchten, schon alleine durch andauernd gestörten Schlaf krank zu werden. Auch wenn dies für die psychisch bedingte Insomnie zur Zeit noch nicht eindeutig belegt werden kann, sollte diese auf jeden Fall behandelt werden.
- Psychische Störungen. Die Schlafstörung führt zu einer dauerhaften psychischen Belastung. Ständige Müdigkeit und Schlafstörungen können zermürben und frustrieren. Inwieweit Schlafstörungen direkt zu Depressionen führen können, wird noch kontrovers diskutiert. Es ist jedoch bekannt, dass viele Schlafstörungen mit vermehrter Ängstlichkeit und Verstimmungen einhergehen.

INFO

JETLAG

Es gibt Menschen, die überhaupt keine Probleme mit der Zeitzonenumstellung haben und andere, die Tage für die Umstellung brauchen. Der günstigste Fall wäre ein Flug in Richtung Westen. Da man hier zeitlich gesehen zurückfliegt, ist es am Ankunftsort früher und man muss dementsprechend einfach später ins Bett gehen. Dies sollte man, wenn möglich, auch tun, um die Umstellungsdauer zu verkürzen. Beim Flug nach Osten hingegen kommt es zu einer Verkürzung des Tages, d. h., es ist auf einmal früher dunkel und man muss dementsprechend früher ins Bett. Dies ist in der Regel schwierig und kann zu Einschlafstörungen führen. Was tun?

Tipps für den Flug in Richtung Osten:

- am Abflugtag schon sehr früh aufstehen, um einen möglichst hohen Schlafdruck zu erzeugen
- kein Schlaf im Flugzeug
- nach der ersten kurzen Nacht am Ankunftsort auch mit den anderen morgens aufstehen und nicht entsprechend der alten Zeit lange im Bett bleiben

Warum sind Schlafstörungen gefährlich?

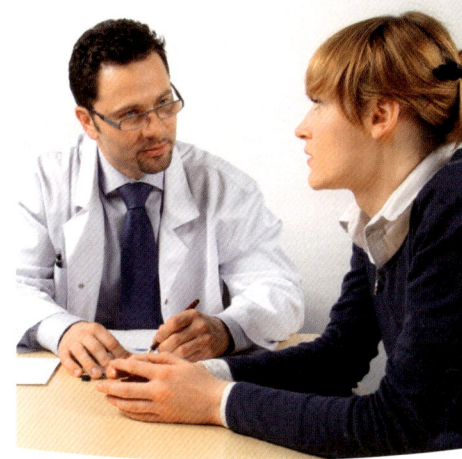

- Unfallgefahr. Tagesmüdigkeit als Folge der Schlafstörung kann die Aufmerksamkeit so beeinträchtigen, dass Unfälle möglich sind. Müdigkeitsbedingte Unfälle sind eine bekannte Komplikation einer unbehandelten Schlafstörung und haben schon von daher eine gesellschaftspolitische Relevanz. Es gibt jedoch auch andere Gefahren, die nicht durch Müdigkeit bedingt sind. Schlafwandeln kann z. B. eine erhebliche Gefahr für den Betroffenen darstellen. Schlafwandler verlassen u. U. das Haus und das nicht immer durch die Tür (s. S. 50 ff.).

CHECKLISTE
Wenn Sie bei sich oder Ihre Angehörigen an Ihnen folgende Symptome bemerken, sollten Sie zum Arzt gehen:

Bei Verdacht auf erhöhte Unfallgefahr durch Müdigkeit:

- ungewolltes Einschlafen in Situationen, in denen Schlaf nicht angebracht ist (z. B. Autofahren)
- Die Einschlafneigung ist nicht Folge eines akuten Schlafmangels

Bei Verdacht auf erhöhte Unfallgefahr durch Schlafwandeln:

- Bewegungen aus dem Schlaf heraus, die nicht erinnert werden
- Verlassen des Betts im Schlaf

Bei Verdacht auf eine schlafbezogene Atmungsstörung:

- unregelmäßiges, lautes Schnarchen
- morgendliche Abgeschlagenheit
- nicht erholsamer Schlaf

Bei Verdacht auf eine psychische Belastung durch die Schlafstörung:

- ständige Einschlafstörungen
- zu kurze Schlafdauer trotz guter Schlafbedingungen
- Ängste und Besorgnis aufgrund der Schlafstörung

Bei Verdacht auf eine krankhafte Müdigkeit:

- ständige Müdigkeit
- Konzentrationsstörungen
- Nachlassen der Leistungsfähigkeit aufgrund der Müdigkeit
- nicht erholsamer Schlaf unabhängig von der Schlafdauer

SPEZIAL

Schlaf bei Kindern

Rasche Veränderung des kindlichen Schlafs

Der kindliche Schlaf zeichnet sich durch rasche Veränderungen aus. Während Neugeborene bis zu 18 Stunden über den Tag verteilt schlafen können, beginnt sich bereits beim einjährigen Kind langsam ein Tag-Nacht-Rhythmus zu entwickeln, der spätestens zu Schulbeginn bestehen sollte. Während die Schlafdauer ab einem Alter von sechs Jahren nur leicht abnimmt, bringt die Pubertät wieder ein bisschen Unruhe in die Schlafgewohnheiten. Jugendliche benötigen mehr Schlaf, haben aufgrund der Freizeitgestaltung jedoch womöglich weniger. Zudem können Drogen und Alkohol den Schlaf verschlechtern.

Typische Schlafstörungen

An erster Stelle stehen Einschlafstörungen verbunden mit Ängsten. Des Weiteren sind Albträume und Schlafwandeln bei Kindern häufig. Bettnässen kann bei jedem dritten Kind im Alter von vier Jahren noch vorkommen, hört dann aber i. d. R. auf.

Typische Fehler in der kindlichen Schlaferziehung

Der prominenteste Fehler in der kindlichen Schlaferziehung ist die Ungeduld der Eltern, die nicht selten durch Unsicherheit gespeist wird. Kinder haben grundsätzlich einen sehr robusten Schlaf, der jedoch individuellen Gesetzmäßigkeiten folgt. Es zeichnet sich meist bereits sehr früh ab, ob ein Kind eher ein Kurz- oder ein Langschläfer und ein Morgen- oder Abendtyp ist. Eher ängstliche Kinder brauchen mehr Sicherheit beim Einschlafprozess als selbstsichere Kinder. Einfühlsamkeit und genaue Beobachtung sind hier angemessener, als den kindlichen Schaf-wach-Rhythmus dem Erwachsenenalltag anzupassen zu wollen. Im Falle einer anhaltenden Schlafstörung ist eine relativ frühe Beratung empfehlenswert, damit sich Fehler in der Schlaferziehung nicht einschleichen. In der Pubertät zeigen sich nicht selten hypersomnische Symptome, bei denen ausgesprochen lange Schlafphasen sowie erhebliche Müdigkeit vorkommen können. Häufig sind dies Folgen sehr unregelmäßiger Bettzeiten, z. B. aufgrund zu langer Zeiten am Computer.

Je nachdem, um welche Art der Schafstörung es sich handelt, sind alle drei oder nur einer der Bereiche betroffen. Schlafstörungen sollten deshalb immer ernst genommen und ärztlich abgeklärt werden.

Das Wichtigste auf einen Blick

Was ist der Unterschied zwischen gestörtem Schlaf und einer Schlafstörung?
In der Schlafmedizin unterscheidet man zwischen gestörtem Schlaf und einer Schlafstörung. Während gestörter Schlaf auch bei Gesunden vorkommen kann, müssen bei einer Schlafstörung bestimmte Kriterien, wie eine beeinträchtigte Tagesbefindlichkeit und eine Mindestdauer der Problematik, erfüllt sein. Eine behandlungsbedürftige Schlafstörung wird vom Arzt oder vom Schlafexperten diagnostiziert.

Wie sieht eine Schlafstörung aus?
Es gibt unterschiedliche Symptome von Schlafstörungen. Dazu gehören Ein- und Durchschlafstörungen und Früherwachen, Beeinträchtigungen der Wachheit am Tage, die bis zum ungewollten Einschlafen führen können und schließlich Beschwerden während des Schlafs wie beispielsweise Atempausen oder Albträume. Eine genaue Zuordnung kann Ihr Arzt vornehmen.

Ist eine Schlafstörung gefährlich?
Je nachdem, welche Schlafstörung besteht, können sowohl körperliche als auch psychische Störungen die Folge sein. Unterschätzte Gefahren gehen von erhöhter Müdigkeit im Straßenverkehr und von der Eigengefährdung bei Schlafwandlern aus.

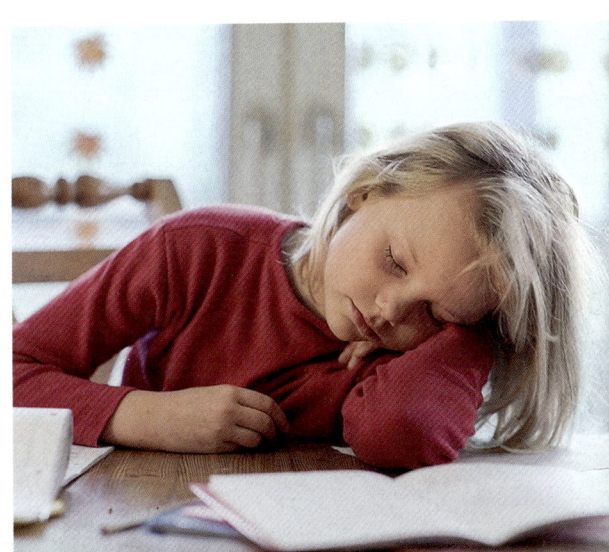

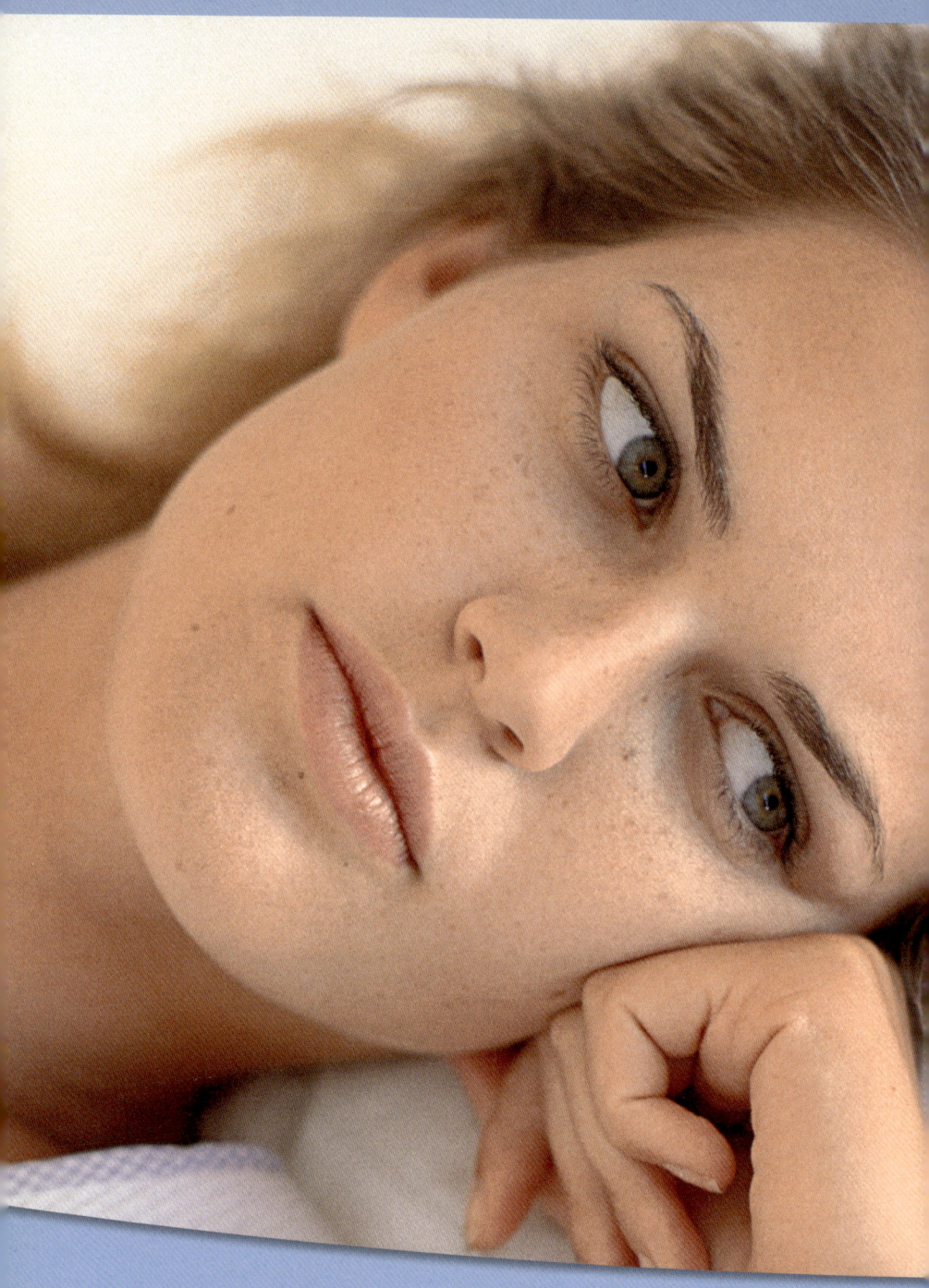

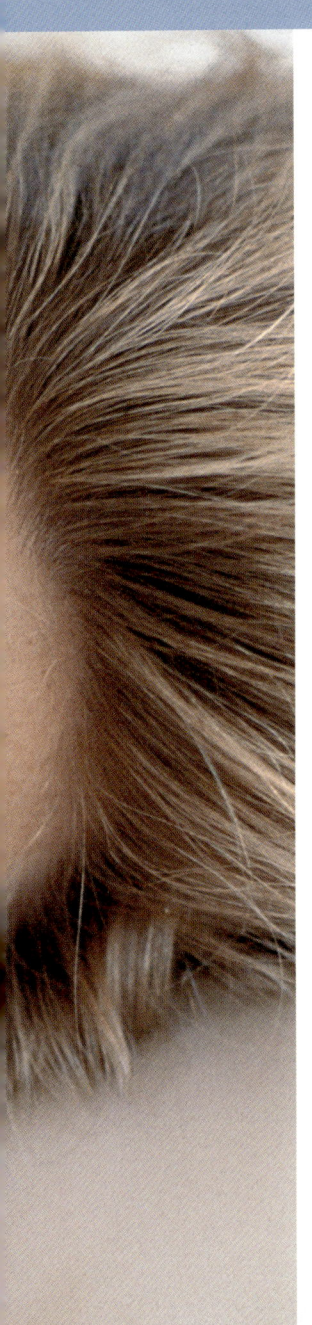

Welche Arten von Schlafstörungen gibt es?

Dieses Kapitel bietet eine Übersicht über die häufigsten Arten von Schlafstörungen. Die genauen Beschreibungen des jeweiligen Krankheitsbilds erleichtern die Selbstdiagnose und geben Aufschluss über mögliche Ursachen.

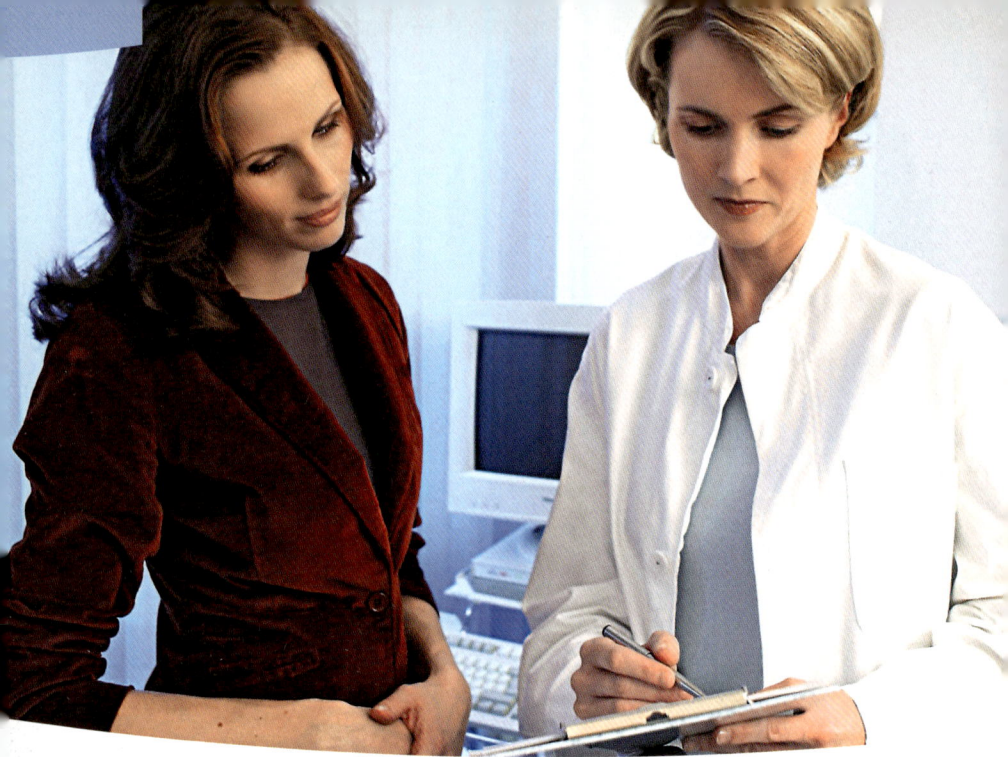

Diagnose von Schlafstörungen

Nach einer schlafmedizinischen Untersuchung des Schlafes kann eine bestimmte Schlafstörung diagnostiziert werden. Alle Schlafstörungen sind in der sogenannten ICSD (International Classification of Sleep Disorders) aufgelistet und beschrieben. Es gibt mittlerweile über 80 klassifzierte Schlafstörungen. Diese teilen sich in folgende Kategorien auf: I. Insomnien, II. Schlafbezogene Atmungsstörungen, III. Hypersomnie, IV. Zirkadiane Störungen, V. Parasomnien, VI. Schlafbezogene Bewegungsstörungen und zwei Restkategorien. Nicht selten besteht mehr als nur eine Schlafstörung. Im Folgenden werden die häufigsten und prominentesten Krankheitsbilder aufgelistet. Der Insomnie wird nachfolgend ein eigenes Kapitel gewidmet, da sie diejenigen anspricht, die am meisten durch Selbsthilfe von diesem Buch profitieren können.

Wenn im Schlaf die Luft wegbleibt

Die Schlafapnoe ist eine der bekanntesten und am besten untersuchten Schlafstörungen. Man nimmt an, dass ca. vier Prozent der Männer und zwei Prozent der Frauen daran erkranken. Apnoe kommt aus dem Griechischen und bedeutet Atempause. Diese ist definiert durch eine bestimmte Dauer (mindestens zehn Sekunden) und i. d. R. mit einem Abfall der Sauerstoffsättigung im Blut verbunden. Bei einem Schlafapnoesyndrom stoppt die Atmung im Schlaf mehrmals pro Stunde. Dies kann einige Sekunden, aber auch über eine Minute andauern. Durch die Atempausen im Schlaf kann dieser erheblich gestört werden. Im EEG zeigen sich häufig Muster von schnellerer Frequenz, die am Ende einer Apnoe auftreten und eine Störung des Schlafablaufs anzeigen. Beeinträchtigungen am Tage in Form von Müdigkeit oder ungewolltem Einschlafen sind von daher häufige Begleiterscheinungen des Schlafapnoesyndroms. Die Atempausen laufen i. d. R. unbemerkt ab. Es kann jedoch vorkommen, dass die Betroffenen mit Atemnot oder Erstickungsgefühlen aufwachen. Da mit den Atempausen häufig auch noch heftiges Schnarchen verbunden ist, leiden die Betroffenen morgens oft unter Erschöpfungsgefühlen, trockenem Mund und teilweise Kopfschmerzen.

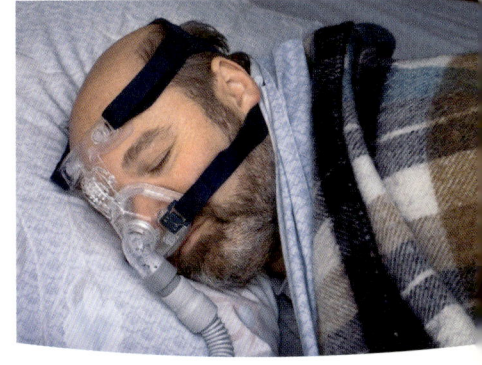

Herr M. ist immer müde. Er weiß eigentlich nicht mehr, wie es ist, richtig wach zu sein. Morgens beim Aufstehen fühlt er sich wie gerädert und auf den 30 Kilometern mit dem Auto zur Arbeit muss er sich zusammenreißen, um nicht einzuschlafen. Besonders abends auf der Rückfahrt ist er schon einmal ungewollt eingenickt. Früher hat er viel Sport getrieben, aber das ist wegen der ständigen Müdigkeit vorbei. Er hat dadurch ca. 15 Kilo an Gewicht zugenommen. Da er tagsüber kaum zum Essen kommt, isst er abends und das relativ reichlich. Er trinkt regelmäßig Alkohol, aber nur ein Bier am Abend. Herr M. ist ein starker Schnarcher. Da sich seine Frau gestört fühlt, ist er

schon beim HNO-Arzt gewesen. Dieser hat ihm zu einer Operation geraten. Allerdings soll er sich vorher erst noch einmal in einem Schlaflabor vorstellen. Dort wird ein Schlafapnoesyndrom festgestellt. Herr M. erschrickt, als er sieht, wie viele Atempausen er im Schlaf hatte. Der Arzt zeigt ihm, dass er im Schlaf über 30-mal in der Stunde aufhört zu atmen. Herr M. bekommt dort gleich am nächsten Tag eine Beatmungsmaske, eine sogenannte CPAP-Maske (s. S. 47). Als er das erste Mal die Maske sieht, kommen ihm Zweifel, ob er damit schlafen könne und was wohl seine Frau dazu sagen wird. Aber schon nach der Übungseinheit, zu der er sich tagsüber ins Bett legte und versuchte, mit der Maske zu atmen, war er dieser gegenüber schon viel positiver eingestellt. Nach der ersten Nacht mit der Maske fühlte er sich das erste Mal nach langer Zeit wieder wach und ausgeschlafen.

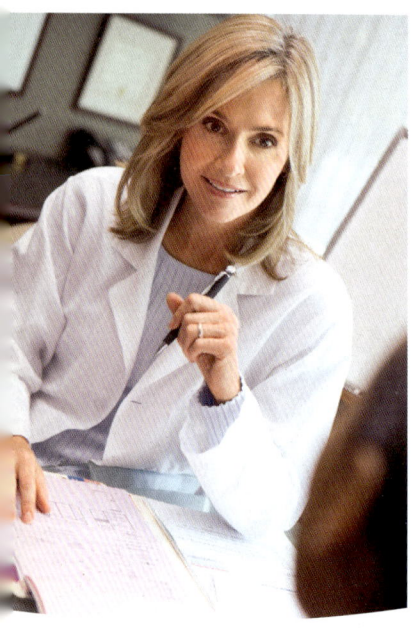

Wie gefährlich ist das Schlafapnoesyndrom?

Atempausen im Schlaf werden durch einen kurzfristigen Kollaps der oberen Atemwege verursacht. Je schlaffer das Muskelgewebe, desto eher kann es zu diesem Kollaps kommen. Man stirbt aber nicht infolge einer Apnoe! Der Körper sorgt dafür, dass man immer wieder atmet.

Und dennoch sind die ständigen Atempausen auch eine Belastung für das Herz-Kreislauf-System. Man weiß inzwischen, dass Menschen mit einem unbehandelten Schlafapnoesyndrom ein höheres Risiko haben, einen Bluthochdruck zu entwickeln und einen Schlaganfall oder Herzinfarkt zu erleiden. Übergewicht ist einer der Hauptrisikofaktoren, ein Schlafapnoesyndrom zu entwickeln. Mindestens 60 bis 90 Prozent der Schlafapnoepatienten sind übergewichtig. Gewichtsreduktion kann daher u. U. die Anzahl der Atempausen im Schlaf verringern.

Schlafapnoe-Syndrome werden durch Substanzen verschlimmert, welche die Muskeln entspannen und somit schlaffer machen. Dazu gehören z B. auch Alkohol und bestimmte Schlafmittel (wie Benzodiazepine).

Behandlung durch den Arzt

In schweren Fällen muss ein Schlafapnoesyndrom medizinisch behandelt werden. Mit einem sogenannten CPAP-Gerät (Continuous Positive Airway Pressure) wird über die Nase Raumluft zugeführt. Diese Luft wird durch die Nase geleitet und sorgt so dafür, dass die oberen Luftwege durch den Luftstrom offen bleiben. Die Atempausen treten nicht mehr auf. Und das Schnarchen wird ebenfalls unterdrückt, was noch ein positiver Nebeneffekt ist. Das CPAP-Gerät kommt eigentlich aus der Anästhesie und wurde vor ca. 30 Jahren speziell dem schlafmedizinischen Bedarf angepasst. Während die CPAP-Geräte früher sehr sperrig waren, sind sie mittlerweile kleiner und bedienungsfreundlicher. Auch die Versorgungsdichte mit Schlaflaboren für Schlafapnoepatienten hat sich in den letzten 15 Jahren deutlich verbessert. Falls ein Einsatz der Beatmungsmaske nicht toleriert wird, kann in einigen Fällen auch operiert werden. Manchmal sind eine deutlich verengte Nasenatmung oder zu große Mandeln der Grund für die Schlafapnoe. Der HNO-Arzt kann nach eingehender Untersuchung bestimmen, ob eine Operation notwendig und sinnvoll ist.

Das können Sie selbst tun

Bei einem leichten Schlafapnoesyndrom können auch konservative Maßnahmen helfen (dies sind nicht-operative Maßnahmen). Dazu gehören Alkoholverzicht, Gewichtsabnahme und Verzicht auf Beruhigungs- bzw. Schlafmittel. Eine weitere Methode, um Schnarchen und Atempausen zu verringern, ist die mechanische Vermeidung der Rückenlage im Schlaf. Die Atmungsstörung ist häufig stärker ausgeprägt, wenn der Betroffene auf dem Rücken liegt. Der Kopf kann hier leicht zurückfallen und so die Mundatmung verstärken. Es gibt Schlafapnoe-Syndrome, die nur in Rückenlage auftreten. Die dauerhafte Einnahme der Seitenlage im Schlaf kann hier schon wirksam sein. Wie verhindert man die Rückenlage im Schlaf? Man kann versuchen, immer die Seitenlage einzunehmen, sobald man einschläft. Dies ist jedoch nur beim Einschlafen möglich. Im Schlaf wird die Körperposition oft unbewusst gewechselt. Darum kann ein Rückenpolster helfen. Es gibt sogenannte Rückenvermeidungswesten. Eine solche Weste kann jedoch nur benutzt werden, wenn kein Rückenleiden vorliegt und wenn die Seitenlage im Schlaf problemlos eingenommen werden kann.

Schlafapnoesyndrome betreffen häufig Männer mittleren Alters. Wenn diese übergewichtig sind, Schnarchen und unter Tagesmüdigkeit oder ungewollten Einschlafen leiden, besteht ein Verdacht auf ein Schlafapnoesyndrom.

Welche Arten von Schlafstörungen gibt es?

Wenn die Füße im Bett keine Ruh' geben

Frau Z. sitzt abends vor dem Fernseher und ist genervt. Nicht weil das Programm so schlecht ist, sondern weil sie schon wieder dieses Kribbeln in den Beinen verspürt. Sobald sie abends zur Ruhe kommt und die Beine hochlegt, spürt sie das „Ameisenlaufen" in den Füßen und Unterschenkeln. Sie beginnt dann ihre Waden zu massieren und muss schließlich aufstehen. An manchen Abenden ist fast nichts zu spüren und dann ist es wieder sehr ausgeprägt. Wenn sie herumläuft, verschwindet das Kribbeln. Geht sie ins Bett, wird es wieder schlimmer. Manchmal muss sie dann aufstehen und herumlaufen. Gern duscht sie ihre Waden kalt ab, was aber ebenfalls nur vorübergehend Linderung verschafft. Sie hat oft Einschlafstörungen und ist dann tagsüber, v. a. am Vormittag, müde. Ihre Mutter hat das gleiche Problem.

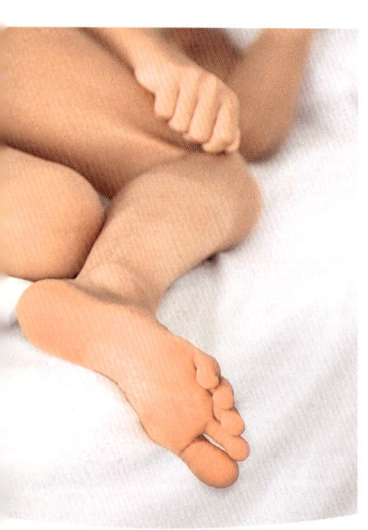

Frau Z. hat das Restless-Legs-Syndrom (RLS). Es besteht im Wesentlichen aus folgenden Symptomen:

- unangenehme Empfindungen in den Füßen und/oder Unterschenkeln mit einem erhöhten Bewegungsdrang
- Besserung der Missempfindungen durch Bewegungen
- Auftreten dieser Symptome in Ruhephasen und in den Abendstunden
- Schlafstörungen

Typischerweise berichten die Betroffenen von merkwürdigen Kribbelgefühlen, die v. a. abends in Ruhephasen in den Unterschenkeln oder Füßen zu spüren sind. Diese Gefühle werden als Ameisenlaufen, Brennen, Kribbeln oder auch als Schmerzen beschrieben. Bei Bewegung bessern sich die Missempfindungen sofort. Einige Patienten sitzen deshalb im Theater nur am Rand oder vermeiden lange Konzertbesuche. Die Symptome treten oft unregelmäßig auf. In seltenen Fällen leiden sie jeden Abend darunter. Hitze scheint diese Störung zu verstärken, so tritt es u. U. in den Sommermonaten verstärkt auf.

Die Gründe für die Störung sind noch unbekannt. Man nimmt ein Ungleichgewicht der Botenstoffe im dopaminergen System an. Man weiß, dass diese Störung auch während der Schwangerschaft, bei Nierenschäden oder bei Eisenmangel auftreten kann. Ein Restless-Legs-Syndrom ist nicht gefährlich, kann jedoch den Schlaf verschlechtern und so unbehandelt zu einer erhöhten Unfallgefahr und zu einer Einschränkung der Lebensqualität führen.

Drei bis fünf Prozent der Bevölkerung leiden darunter, wobei ein Alterseffekt besteht. Unter den über 60-jährigen sind mehr als zehn Prozent betroffen. RLS kann familiär gehäuft auftreten, so wie in dem Fallbeispiel dargestellt.

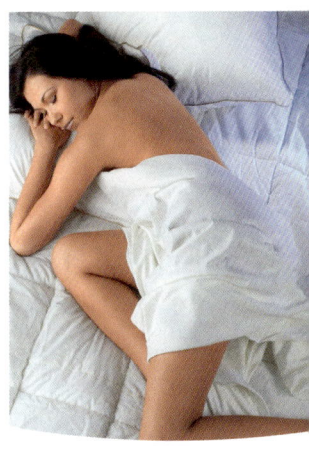

Frau Z. besuchte ein Schlaflabor. Dort wird festgestellt, dass sie neben den Restless-Legs-Syndrom (RLS) auch sogenannte periodische Beinbewegungen im Schlaf (PLMS) hat. Sie wurde vom Arzt darüber aufgeklärt, dass es sich hierbei um eine neurologische Störung handelt. Die Beinbewegungen treten bei ihr zu Beginn des Schlafs auf. Sie haben eine Frequenz von ca. zwei Beinbewegungen pro Minute und stören den Schlaf. Frau Z. bekam ein Medikament verschrieben, das sie allabendlich einnehmen sollte.

Während die Unruhegefühle in den Beinen den Schlaf selbst weniger stören, ist dies bei den sogenannten periodischen Beinbewegungen (engl. Periodic Limb Movement Disorder, PLMS) im Schlaf eher der Fall. Es handelt sich hier um kleine Bewegungen der Füße oder auch nur eines Fußes bzw. Beins, der den Schlaf in ähnlicher Weise stören kann, wie es auch die Atempausen (s. S. 45 ff.) tun können. Die periodischen Beinbewegungen treten in regelmäßigen Abständen auf und sind selten für den Betroffenen spürbar. Er leidet unter der mangelnden Erholsamkeit des Schlafs. Periodische Beinbewegungen können i. d. R. nur im Schlaflabor festgestellt werden. Das RLS kann mit und ohne periodische Beinbewegungen im Schlaf auftreten. Die Wahrscheinlichkeit, dass bei bestehendem RLS und gestörtem Schlaf periodische Beinbewegungen vorhanden sind, ist sehr groß. Andererseits können periodische Beinbewegungen im Schlaf auch ohne RLS-Beschwerden auftreten. Dies ist jedoch sehr selten. Welche Rolle periodische Beinbewegungen bei gestörtem Schlaf spielen, wird in der Schlafmedizin noch kontrovers diskutiert.

Das RLS kann in Verbindung mit periodischen Beinbewegungen im Schlaf auftreten und so zu Schlafstörungen führen. Die Behandlung ist medikamentös.

Die Behandlung eines RLS wird immer medikamentös durchgeführt. Nichtmedikamentöse Verfahren helfen in diesem Fall nicht. Wichtig ist, dass bestimmte Antidepressiva das RLS und auch periodische Beinbewegungen im Schlaf verschlimmern können.

Wenn in den Schlaf Bewegung kommt

Schlafwandeln kommt überwiegend in der Kindheit vor. Man nimmt an, dass etwa 17 Prozent aller Kinder zumindest phasenweise schlafwandeln. Häufiges Schlafwandeln wird bei drei bis vier Prozent der Kinder beobachtet. Während ungefähr nach dem zwölften Lebensjahr die Häufigkeit des Schlafwandelns abnimmt, kann bei ca. vier Prozent der Bevölkerung Schlafwandeln weiter bestehen bleiben.

Wie entsteht Schlafwandeln? Beim Schlafwandeln besteht ein inkomplettes Aufwachen. Da sich Schlafwandler oft auf Lichtquellen zubewegen, dachte man lange Zeit, Schlafwandler würden durch den Mond beeinflusst. Wahrscheinlich haben sich die Schlafwandler wohl auf die damals einzige nächtliche Lichtquelle, nämlich den Mond, zubewegt.

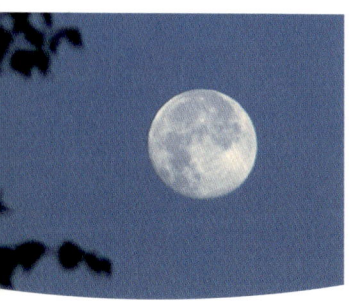

Sabine ist schon als Kind geschlafwandelt. Damals stand sie z. B. auf einmal am späten Abend im Wohnzimmer und war nicht ansprechbar. Sie schlief offensichtlich noch. Während der Pubertät hörte das Schlafwandeln auf, doch nach einigen Jahren setzte es wieder ein. Sabine studiert in einer anderen Stadt und fühlt sich dort etwas einsam und auch überfordert. Ihr Freund hat das Schlafwandeln bemerkt. Sie sei nachts aufgestanden, habe in der Küche und im Wohnzimmer aufgeräumt. Dabei habe sie sich verletzt, weil sie gestolpert sei. Einmal habe sie versucht, im Schlaf die Balkontür zu öffnen. Zum Glück konnte ihr Freund Schlimmeres verhindern. Sie leidet manchmal unter schrecklichen Träumen, kann sich jedoch am Morgen nicht erinnern. Auch an das Schlafwandeln hat sie keine Erinnerung.

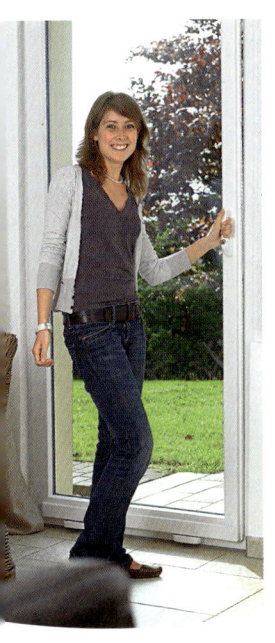

Was das Schafwandeln verursacht, ist noch nicht hinreichend geklärt. Man nimmt jedoch an, dass es in engem Zusammenhang mit emotionalem Stress steht. So konnte gezeigt werden, dass die Reduktion von alltäglichem Stress Schlafwandeln verbessern kann. Was können Sie selbst für einen Schlafwandler tun?

Das Erste und Wichtigste ist die Sicherung der Schafumgebung. Das bedeutet, alle Fenster und Türen sollten verschlossen sein, ohne dass der Schlüssel von innen steckt. Ab dem ersten Stockwerk aufwärts sollten die Schlafzimmerfenster und evtl. vorhandene Balkontüren auf jeden Fall mit Sicherheitsschlössern versehen werden. Lassen Sie keine spitzen Gegenstände herumliegen oder -stehen und vermeiden Sie etwaige Stolperfallen.

Die Komplikationen beim Schlafwandeln sind eine nicht zu unterschätzende Verletzungsgefahr. Darum sollte auf jeden Fall die Schlafumgebung gesichert sein.

Diese Sicherheitsmaßnahmen sind sehr wichtig. Viele Patienten winken ab und meinen, dass es „so schlimm" wohl nicht kommen werde. In der Tat stürzen Schlafwandler aber manchmal aus Fenstern oder verlassen die Wohnung. Man sollte Schlafwandler nicht gewaltsam oder durch lautes Rufen wecken – sie könnten dies als bedrohlich empfinden und aggressiv werden. Dies gilt auch für Personen, die im alltäglichen Leben durchaus friedliche Gesellen sind. Am besten versuchen Sie, die Person ruhig ins Bett zurückzuführen oder sie einfach gewähren zu lassen (solange keine Verletzungsgefahr besteht).

Das können Sie selbst tun

Eine wichtige Maßnahme beim Schlafwandeln ist die Reduktion von Stress (s. S. 86). In vielen Fällen hilft es schon, „kürzerzutreten", beispielsweise ein Ausbildungsjahr anzuhängen, Verpflichtungen abzugeben oder sich öfters mal eine Auszeit zu nehmen. Sehr zu empfehlen sind Entspannungsübungen (s. S. 87). Die tägliche, kurze Durchführung (am besten mittags oder am späten Abend) kann nachgewiesenermaßen die Häufigkeit des Schlafwandelns reduzieren.

Welche Arten von Schlafstörungen gibt es?

> **INFO**
>
> ## WAS LEISTET EIN SCHLAFLABOR?
>
> Viele Patienten hoffen, dass sie in einem Schlaflabor „geheilt" werden. Das ist leider nicht immer sofort der Fall. Ein Schlaflabor ist in erster Linie ein Diagnosezentrum. Hier kann der aktuelle Schlaf gemessen werden. Über den Schlaf hinaus werden i. d. R. auch die Atmung und die Beinaktivität untersucht, um absehen zu können, ob eine Schlafapnoe oder periodische Beinbewegungen im Schlaf vorliegen. Im Labor kann also eine bestimmte Schlafstörung diagnostiziert werden. Das Schlafapnoesyndrom und periodischen Beinbewegungen können dann gleich behandelt werden. Die Behandlung einer Insomnie ist zeitaufwendiger.

In gravierenden Fällen muss Schlafwandeln medikamentös behandelt werden. Dies sollte jedoch nach Abwägung der Vor- und Nachteile einer medikamentösen Behandlung und nach erfolgloser Durchführung der o. g. konservativen Maßnahmen erfolgen. Auf jeden Fall sollte jedoch bei häufigem Schlafwandeln eine Abklärung körperlicher Ursachen erfolgen. Denn unerkannte körperliche Schlafstörungen (wie z. B. PLMS, s. S. 49) können den Schlaf stören und Schlafwandelattacken provozieren.

Wenn Träume Angst machen

Albträume gehören zu den interessantesten und prominentesten Phänomenen der Schlafmedizin. Dabei handelt es sich um Träume mit stark negativen Emotionen und Inhalten. Häufig träumt man etwa von einem Fall ins Bodenlose, von Verfolgung, Verletzung oder vom Tod einer nahestehenden Person oder vom eigenen Tod. An die Albträume kann man sich i. d. R. gut erinnern und sie wiederholen sich nicht selten.

Albträume werden zur Belastung, wenn sie mindestens einmal die Woche auftauchen. Sie können so beängstigend werden, dass die Betroffenen Angst vor dem Schlafgehen haben. Immerhin fünf Prozent der Kinder geben an, unter Albträumen zu leiden.

Von Albträumen abzugrenzen ist die Nachtangst (Pavor nocturnus). Dieser zeigt sich in plötzlichem Erwachen in der ersten Nachthälfte, begleitet von extremer Angst. Die Personen können mit einem Angstschrei erwachen, sitzen dann oft mit aufgerissenen Augen im Bett, schwitzen, atmen schneller und sind noch ganz von der Angst gefangen. Es können jedoch keine Träume, allenfalls Bilder, erinnert werden.

Lange Zeit nahm man an, dass Albträume einen bestimmten Personentypus treffen, nämlich eher sensible und dünnhäutige Menschen. Ein viel wichtigerer Faktor sind jedoch erlebte Traumata oder aktueller Stress. Bei gehäuftem Auftreten von Albträumen sollte deshalb auf jeden Fall nach belastenden Ereignissen geforscht werden. Die Wurzeln dieser aktuellen Belastung können durchaus Jahre zurückliegen.

Mit Fantasie gegen die Angst

Was tun bei Albträumen? Neben Stressreduktion gibt es eine sehr kreative und interessante Behandlungsmethode, die aus der Angsttherapie kommt. Da man weiß, dass bei Albträumen Angst eine zentrale Rolle spielt, können folgende Maßnahmen ergriffen werden:

- Protokollieren des Albtraumes. Schreiben Sie den Albtraum möglichst am Morgen auf. Lassen Sie sich dabei Zeit und gehen Sie ruhig ins Detail. Kinder können den Traum auch malen.
- Positive Lösung des Albtraums. Denken Sie sich eine positive Lösung für die Albtraumsituation aus. Hier ist Fantasie gefordert. Die Lösung sollte für den Betroffenen „passen" und die Schärfe und Bedrohlichkeit der Situation zum Verschwinden bringen.
- Einüben der neuen Lösung. Der Betroffene sollte sich den Traum nun vorstellen, allerdings mit dem neuen, positiven Ausgang. Dabei ergeben sich eventuell neue Lösungsansätze, die gerne aufgenommen werden können. Die Vorstellung des „neuen Traums" sollte in einer entspannten Stimmung erfolgen. Kinder können ein neues Bild malen.
- Wiederholung der neuen Lösung. Je öfter Sie sich die neue Lösung vorstellen, desto eher kann sie nachts auch reaktiviert, d. h. wieder hervorgeholt, werden.

Durch das Aufschreiben des Albtraums findet eine aktive Auseinandersetzung mit ihm statt. Dies ist für die Bewältigung elementar, da man sich nun seiner Angst stellt. Wie bei jeder Angstbewältigung gilt auch hier, dass Vermeidung die Angst verstärkt. Indem er sich eine Lösung ausdenkt, wird der Betroffene aus der Opferrolle herausgeholt und in seinem Willen zur Bewältigung

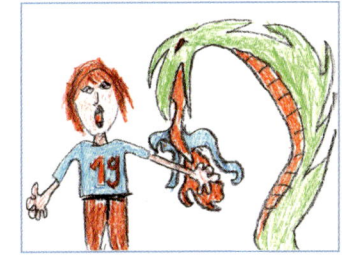

Welche Arten von Schlafstörungen gibt es?

Der Albtraum verdankt seinen Namen dem Nachtalben, einer mythologischen Figur, die sich dem früheren Glauben nach auf die Brust des Schlafenden setzt und Angstgefühle auslöst.

der Angst gestärkt. Dies ist insbesondere bei Kindern wichtig. Wenn diese Methode für den Betroffenen zu „schwierig" ist, sollten Sie die professionelle Hilfe eines Psychotherapeuten in Anspruch nehmen. Dies ist der Fall, wenn die Angst so groß ist, dass nicht über den Traum gesprochen werden kann oder echte Traumata (z. B. Gewalterfahrung) vorliegen.
Des Weiteren sollte, wie beim Schlafwandeln, Entspannung eingeübt werden. Außerdem sollten Personen, die zu Albträumen neigen, Horrorfilme u. Ä. meiden.

Der achtjährige Johnny hat immer wieder den gleichen Albtraum. Er geht in den Keller. Unten ist es halbdunkel. Er geht immer tiefer und weiter in den Keller hinein, plötzlich sieht er eine Gestalt an der Wand. Sie ist riesig und behaart. Johnny hat entsetzliche Angst und will weglaufen. Aber er kann nicht, und das Monster kommt langsam auf ihn zu.

Seine Mutter schlägt ihm vor, den Traum zu malen. Gemeinsam mit ihr überlegt er sich eine Lösung. Am besten gefällt ihm der Ausgang, dass das Monster ein großer Teddy ist, der Johnny eigentlich nur helfen will, aus dem Keller wieder herauszukommen. Er nimmt Johnny liebevoll in den Arm und führt ihn hinaus.

Wenn einen der Schlaf gefangen hält

Die sogenannte Schlafkrankheit Narkolepsie ist so selten (ca. 0,02 Prozent der Bevölkerung leiden daran), dass sie hier nur der Vollständigkeit halber aufgeführt wird. Die genaue Diagnose kann nur von einem Arzt bzw. in einem Schlaflabor gestellt werden.

Nanni kann sich kaum wachhalten. Es ist heller Vormittag, und sie ist in der Schule. Der Lehrer sagt gerade etwas sehr Wichtiges, aber sie schafft es einfach nicht, wach zu bleiben. Schließlich gibt sie der Müdigkeit nach, legt den Kopf auf die Arme und schläft ein. Sie hätte weitergeschlafen, wenn sie nicht durch ihre Freundin geweckt worden wäre. Die kennt das schon. Nanni ist sogar schon einmal in der Disco eingeschlafen. Dabei schläft sie nachts eigentlich ausreichend. Die Müdigkeit zeigt sich jedoch unabhängig von der Schlafdauer. In letzter Zeit erlebt sie auch merkwürdige Körperreaktionen. Neulich erschreckte ihr kleiner Bruder sie, und gleich darauf kippte ihr Kopf nach vorne. Sie hatte plötzlich keine Kraft mehr im Hals und im Rücken. Sie lachte zwar über diese seltsame Begebenheit, aber etwas unheimlich war es auch, den Kopf einfach nicht heben zu können. Zum Glück dauerte das Ganze nur ein paar Sekunden.

Hauptsymptome der Narkolepsie sind erhebliche Tagesmüdigkeit, verbunden mit ungewolltem Einschlafen. Die Krankheit ist im Wesentlichen eine Störung von Wach-, Non-REM- und REM-Phasen (s. S. 13) über 24 Stunden hinweg. So kommt es, dass der Schlaf den Patienten am Tag „überfällt", obwohl dieser nachts geschlafen hat. Dabei können Phänomene des Schlafs auftreten, die sehr typisch für bestimmte Schlafstadien sind, wie z. B. ein REM-Schlaf-spezifischer Verlust der Muskelspannung. Im REM-Schlaf ist die Muskelanspannung sehr niedrig. Wenn dies jedoch am Tage auftritt, erlebt der Betroffene eine sogenannte Kataplexie, wie im Fallbeispiel oben beschrieben. Hierbei kommt es zu einer plötzlich auftretenden Muskelschwäche, die Teile oder auch die ganze Haltemuskulatur betreffen kann. Der Mensch knickt förmlich ein, bleibt dabei aber bei Bewusstsein. Diese Kataplexien werden durch starke Affekte, wie z. B. Schreck, Freude oder Angst, ausgelöst und wurden deshalb auch „Lachschlag" genannt. Sie dauert i. d. R. nur ein paar Sekunden, anschließend sind die Betroffenen wieder völlig normal beweglich.

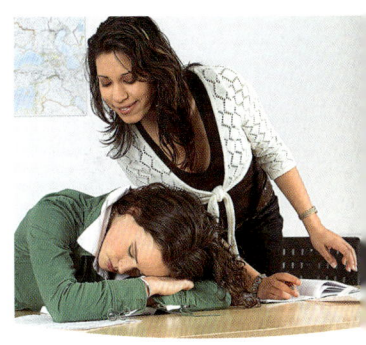

Sie ist nicht gefährlich, da sie nicht die Atem- oder die Schlundmuskulatur betrifft, man kann daran also nicht sterben. Gefahr ergibt sich höchstens aus der Möglichkeit, unglücklich aufzukommen, falls der ganze Körper in sich zusammensackt. Meist sind jedoch nur kleine Muskelpartien, z. B. die Gesichtsmuskulatur, betroffen.

Mittlerweile weiß man, dass es auch eine Narkolepsieform ohne Kataplexien gibt. Das Auftreten einer Narkolepsie kann nur in einem Schlaflabor festgestellt werden, da hierfür der Tagesschlaf untersucht werden muss. Weitere Symptome sind z. B. vermehrte Albträume, Schlaflähmung, aber auch Durchschlafstörungen sein. Die Ursachen für die Narkolepsie sind noch unbekannt. Die Therapie ist immer medikamentös.

Wenn Sie regelmäßig gegen Ihren Willen tagsüber einschlafen, obwohl Sie ausreichend Nachtruhe hatten, sollten Sie dies abklären lassen!

Wenn man gegen den Rhythmus schlafen muss

> **INFO**
>
> ## WIE GELÄHMT
>
> Wenn die niedrige Muskelanspannung des REM-Schlafes noch nicht „ausgeknipst" ist und man aufwacht, erlebt man eine sogenannte Schlaflähmung. Dieser Zustand ist sehr beängstigend, aber an sich harmlos. Der ganze Körper ist für ein paar Sekunden wie gelähmt, die Lähmung verschwindet dann jedoch ohne Restsymptome. Die Schlaflähmung kann ein Zeichen einer Narkolepsie sein. Sie kann jedoch auch als Einzelphänomen vorkommen. In diesem Fall hat sie als sogenannte isolierte Schlaflähmung keinen Behandlungsbedarf.

Der Anteil der Erwerbstätigen, die in Schicht arbeiten, liegt in Deutschland bei geschätzten 15 Prozent. Dabei bedeutet Schichtarbeit ein Arbeitszeitschema, das von dem normalen Acht-Stunden-Rhythmus mit Beginn am Morgen in der Zeit von montags bis freitags abweicht.

Während Früh- und Spätschicht nicht so wesentlich in den normalen Schlaf-wach-Rhythmus eingreifen, ist dies bei einer Nachtschicht besonders ausgeprägt. Das Problematische bei der Nachtschicht ist, dass der Körper zu einer Zeit arbeiten muss, in der die Körperfunktionen, wie z. B. Temperatur und Hormonhaushalt, auf Schlaf eingestellt sind. Normalerweise ist die Nachtzeit mit dem fehlenden Tageslicht eine Zeit der Körperruhe. Die Funktionen im Körper werden heruntergeregelt. Zudem ist die Psyche labiler, es werden mehr Fehler gemacht und die Stimmung sinkt.

Ist Schichtarbeit gesundheitsgefährdend?

Das Problem bei der Beantwortung dieser Frage ist, dass es nicht *die* Schichtarbeit gibt. Jede Firma hat unterschiedliche Bedingungen, und neben der Tageszeit spielen Faktoren wie die Arbeitsbedingungen und nicht zuletzt die Tätigkeit selbst eine Rolle für die psychische und physische Gesundheit. Es ist ein Unterschied, ob Sie beispielsweise nachts in einer lauten Fabrikhalle am Fließband arbeiten oder in einem Fünf-Sterne-Hotel an der Rezeption sitzen.

Grundsätzlich ist die Anzahl von Schlafstörungen bei Schichtarbeitern höher als bei Menschen mit einem normalen Tagesrhythmus. Neuere Studien zeigen allerdings, dass dieser Unterschied immer kleiner wird. Dies liegt mit Sicherheit an den verbesserten Schichtsystemen, die viele Firmen aufgrund von arbeitspsychologischer Beratung eingeführt haben. Weitere Studien belegen, dass weniger die tageszeitliche Periode der Schicht problematisch ist als vielmehr der ständige Wechsel von einer Schicht zur anderen. So bringt die Umstellung von der Nacht auf den Tag und umgekehrt die größte Unruhe. Eine vorübergehende Verschlechterung des Schlafes bei Schichtarbeit lässt sich v. a. zu Beginn der Arbeit oder nach einem Urlaub oft nicht vermeiden. Es ist jedoch wichtig, dass sich aus dieser natürlichen Reaktion auf die Umstellung des Schlaf-Wach-Rhythmus keine manifeste Schlafstörung entwickelt.

Schichtarbeit greift grundsätzlich in das übliche Schlaf-wach-Muster ein. Man ist dafür geeignet oder nicht. Dies entscheidet sich jedoch relativ rasch.

Es gibt Menschen, die aufgrund ihres empfindlichen Schlafs nicht für Schichtarbeit geeignet sind, da sie sehr empfindlich auf Umstellungen des Schlaf-wach-Rhythmus reagieren. Diese Personen vermeiden jedoch in der Regel Berufe mit Schichtdienst.

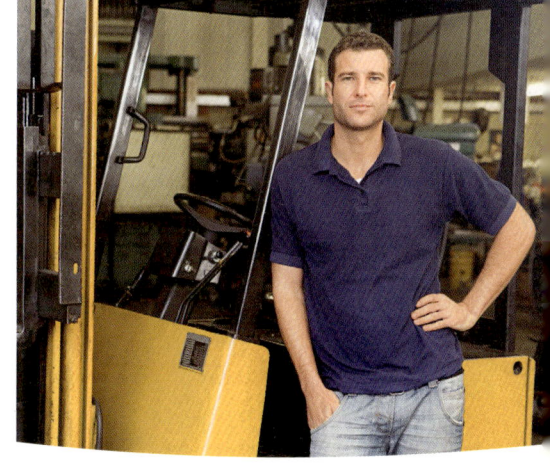

Frau L. kommt um 22:00 Uhr von der Spätschicht nach Hause. Sie ist zwar müde, aber auch noch aufgedreht. Als Altenpflegerin passieren ihr viele Dinge, die sie dann noch mit ihrem Mann bespricht. Wenn das erledigt ist, geht sie oft schon um 23:30 Uhr ins Bett und kann nicht schlafen. Sie ist noch wach und grübelt über die Arbeit. Da ihr das Einschlafen so schwerfällt, sucht sie eine Beratungsstelle auf. In dem Gespräch mit dem Schlafmediziner lernte sie, dass zwischen Arbeit und Schlaf noch ein Zeitpuffer zum Abschalten liegen sollte. Sie geht jetzt erst später ins Bett und kann schneller einschlafen.

CHECKLISTE
Was ist bei Schichtarbeit bezüglich des Schlafes zu beachten?

- Vor der Nachtschicht kann ein ein- bis zweistündiger Nachmittagsschlaf viel von dem Schlafdruck, der sich aufbauen soll, wegnehmen. Wenn Sie nicht müde und schläfrig sind, hat es jedoch keinen Sinn vorzuschlafen. Im schlimmsten Fall machen Sie sich nervös, weil Sie nicht schlafen können. Der Körper kann auch einmal auf eine Schlafperiode verzichten, ohne dass sich gravierende körperliche Folgen zeigen.
- Wenn Sie von der Spätschicht kommen, lassen Sie sich Zeit und gehen Sie nicht gleich ins Bett. Ideal sind mindestens drei Stunden von Arbeitsende nach der Spätschicht bis zur Schlafenszeit, wenn sich dies in den Schichtplan einbauen lässt. Der Körper muss zur Ruhe kommen. Sie sollten jedoch noch auf Ihre ca. sieben Stunden Bettzeit kommen.
- Nicht zu viel Licht vor dem Schlaf nach einer Nachtschicht. Licht ist ein Wachmacher. Zu viel davon vor der Schlafperiode kann den Schlaf verschlechtern.
- Bei Frühschicht nicht zu früh ins Bett. „Ich muss morgen früh raus" ist kein Grund ins Bett zu gehen (s. S. 111). Gehen Sie ins Bett, wenn Sie müde sind. Auch wenn dies später passieren sollte, ist es immer noch besser, kurz und durchgehend zu schlafen, als länger und durch Wachphasen zersetzt.
- Schichtfreie Tage zum Ausruhen nutzen. Es gibt Schichtmodelle, die ein paar freie Tage vorsehen. Diese sollten der Regeneration dienen und nicht anderen anstrengenden Tätigkeiten. Der Körper braucht immer wieder Ruhe, um sich zu erholen!

Das Wichtigste auf einen Blick

Welche körperlichen Krankheiten können den Schlaf stören?

Es gibt verschiedene Krankheiten, die den Schlaf stören können. Die prominentesten sind die schlafbezogenen Atmungsstörungen und das Restless-Legs-Syndrom mit periodischen Beinbewegungen im Schlaf. Beide Störungen können von einem Schlafmediziner diagnostiziert und behandelt werden.

Was tun, wenn man tagsüber immer wieder einschläft?

Vermehrter Tagesschlaf trotz ausreichender Nachtruhe kann Zeichen einer körperlich bedingten Schlafstörung sein und in sehr seltenen Fällen sogar einer Narkolepsie. Ungewolltes Einschlafen am Tage und erhöhte Tagesmüdigkeit sollten auf jeden Fall abgeklärt werden.

Was passiert beim Schlafwandeln?

Schlafwandeln ist eigentlich ein inkomplettes Aufwachen. Dabei bewegt sich der Schlafwandler, obwohl er noch nicht ganz wach ist. Schlafwandeln kann sehr gefährlich werden, da hier eine erhöhte Verletzungsgefahr besteht.

Was kann man gegen Albträume tun?

Albträume sind bei Kindern häufig, kommen aber auch, z. B. nach traumatischen Erlebnissen, bei Erwachsenen vor. Man sollte sich auf jeden Fall aktiv mit dem Traum auseinandersetzen. Falls dies zu schwierig ist, sollten Sie den Albtraum nicht verdrängen, sondern professionelle Hilfe suchen.

Führt Schichtarbeit zu Schlafstörungen?

Nicht grundsätzlich. Schichtarbeit bedeutet für den Körper und den Schlaf jedoch eine erhöhte Anforderung. Von daher sollte eine Eignung für den häufigen Wechsel des Schlaf-wach-Rhythmus vorliegen. Bei Beachtung bestimmter schlafhygienischer Maßnahmen kann das Auftreten von Schlafstörungen vermieden werden.

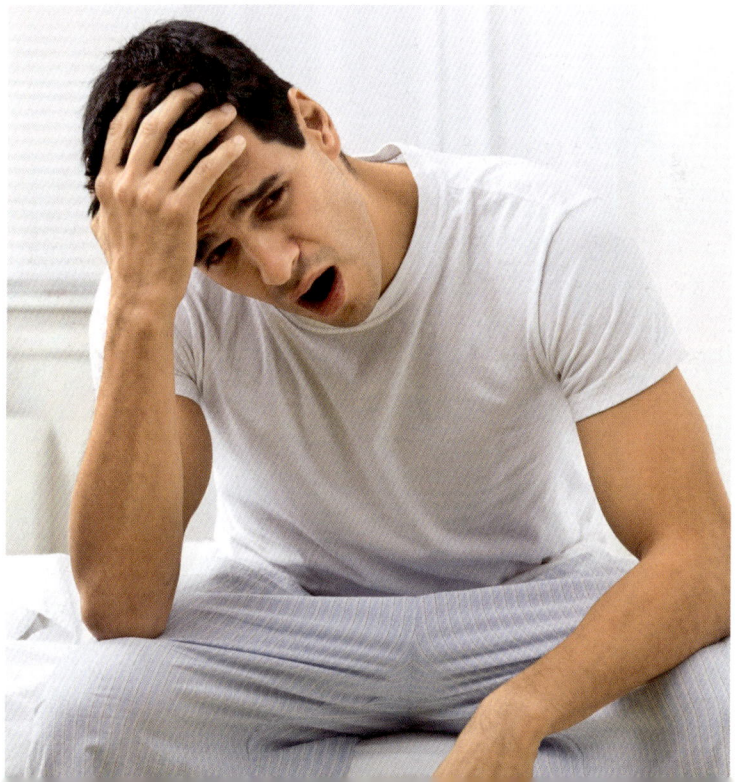

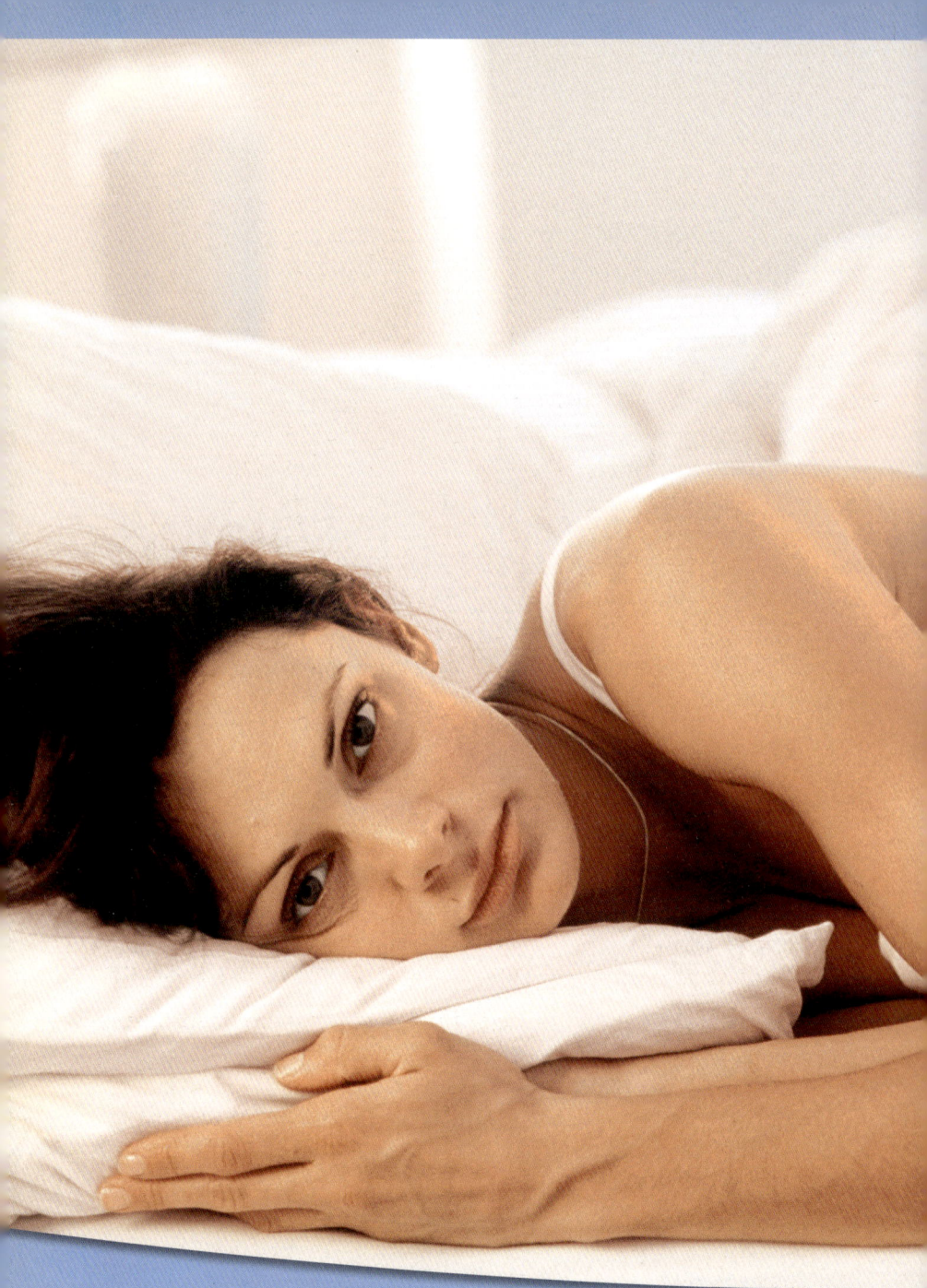

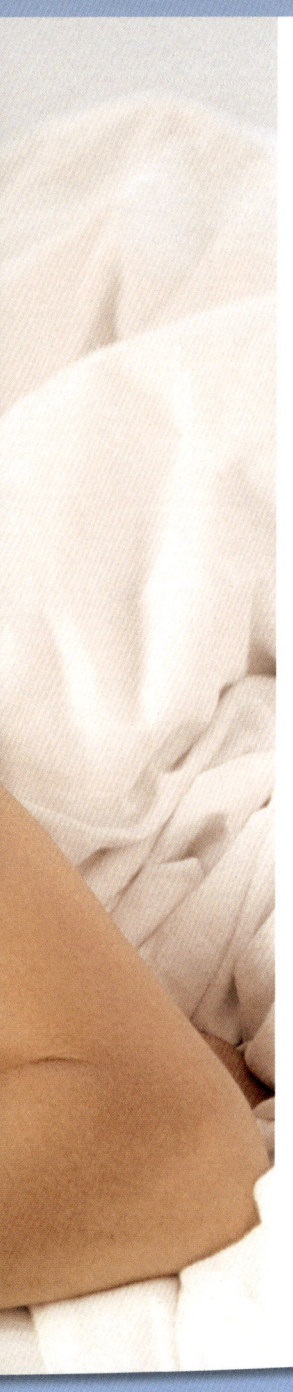

Insomnie – Schlafstörung ohne Grund?

Sie wälzen sich im Bett, finden keinen Schlaf und wissen nicht, warum? Ein- und Durchschlafstörungen beeinträchtigen besonders die Tagesbefindlichkeit, da Sie unkonzentriert und müde sind. Das folgende Kapitel zeigt Ihnen, was man unter Insomnie versteht, welche unterschiedlichen Formen es gibt und wie man diese behandeln kann.

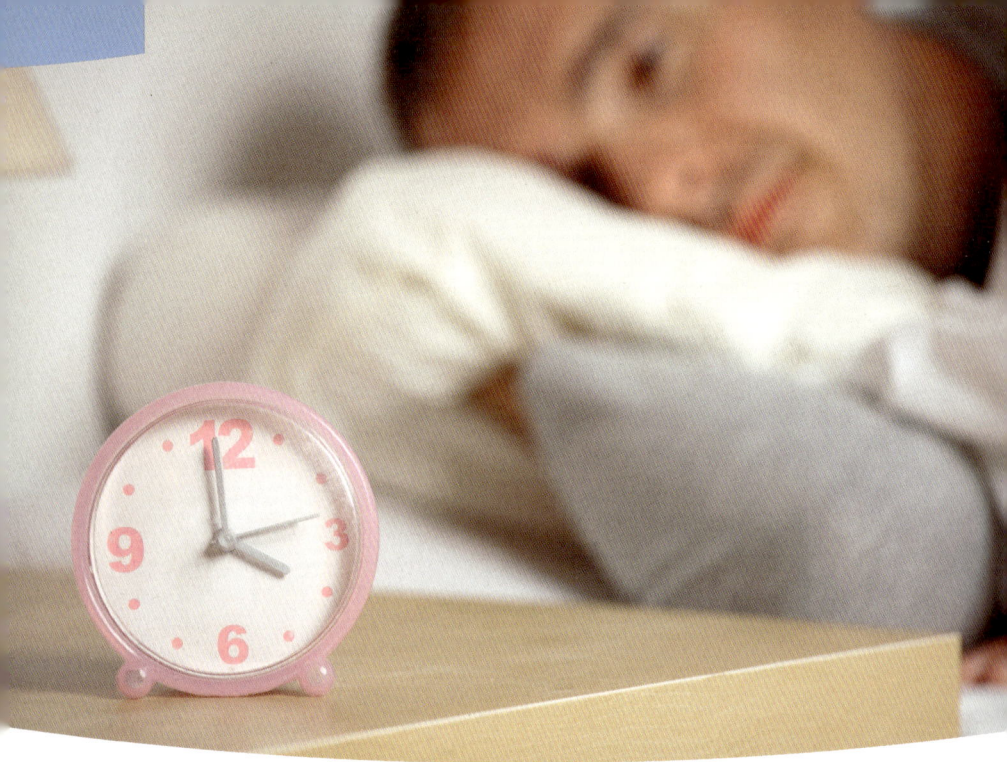

Definition von Insomnie

„Ich war schon mal in einem Schlaflabor und da haben sie nichts gefunden." In diesem häufig geäußerten Satz spiegelt sich die Erwartung des Betroffenen wider, dass die Schlaflosigkeit durch eine nachweisbare körperliche Ursache erklärbar und verstehbar sei. Die Aussage, dass kein Grund für die Schlafstörung gefunden werden kann, verunsichert und verstärkt die Hilflosigkeit, die viele aufgrund einer Insomnie haben. Zahlreiche Betroffene befürchten nach erfolgloser Ursachenforschung, dass Ihnen nie geholfen werden kann. Nichts ist ohne Grund, sagten schon die alten Griechen. Und so ist es auch bei der Insomnie. Aber was ist eine Insomnie?

Woran erkennt man eine Insomnie?

Die Insomnie ist eine Schlafstörung, die durch keine bekannte körperliche Ursache hervorgerufen wird. Körperlich bedingte Schlafstörungen hingegen werden nach der Ursache bezeichnet (z. B. Schlafapnoesyndrom oder Restless-Legs-Syndrom), auch wenn diese Krankheitsbilder genau wie die Insomnie zu Ein- und Durchschlafstörungen führen können.

Für die Diagnose einer Insomnie gibt es folgende Grundkriterien, die erfüllt sein müssen:

- Der Schlaf ist anhaltend gestört und wird als Hauptbeschwerde gesehen.
- Der gestörte Schlaf tritt auch unter guten Umgebungsbedingungen auf
- Die Tagesbefindlichkeit ist beeinträchtigt.

Wenn auch nur eine der drei Bedingungen nicht vorhanden ist, kann streng genommen nicht von einer Insomnie gesprochen werden. Ist z. B. ein Mensch gezwungen, neben einer lauten Baustelle zu schlafen, und kann dies nicht, reagiert er adäquat. Wenn dieser Mensch nach Hause geht und trotz Ruhe dennoch nicht schlafen kann, würde man von einer Insomnie sprechen.

Dasselbe gilt für das dritte Symptom. Personen mit einem anhaltend gestörten Schlaf, ohne Beeinträchtigung am Tage oder Leidensdruck, leiden nicht unter einer Insomnie. Schlechter Schlaf alleine macht also noch keine Insomnie.

Die Insomnie ist eine Schlafstörung, die nicht durch äußere oder körperliche Faktoren aufrechterhalten wird.

Formen der Insomnie

In der internationalen Klassifikation für Schlafstörungen (ICSD, s. S. 44) werden unterschiedliche Formen der Insomnie unterschieden. Mischformen sind häufig. Dennoch ist die Differenzierung notwendig, da je nach Ursache auch eine andere Therapie vonnöten ist.

Psychoreaktive Insomnie

Die psychoreaktive Insomnie ist eine Schlafstörung, von der die meisten Menschen wahrscheinlich schon einmal betroffen gewesen sein dürften. Der gestörte Schlaf ist dabei als eine Reaktion auf eine akute oder länger andauernde Belastungssituation zu verstehen. Wenn diese vorbei ist, sollte

Insomnie – Schlafstörung ohne Grund?

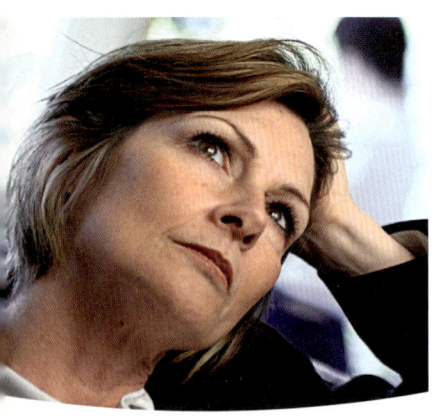

sich auch der Schlaf verbessern. Meist handelt es sich um soziale Krisen, wie beispielsweise einen Streit, eine Mobbingsituation oder eine Prüfung. Das Gefühl, durch den schlechten Schlaf auch noch in der Leistungsfähigkeit und Widerstandskraft eingeschränkt zu sein, kann die Schlafstörung wiederum verstärken. Hier zeigt sich, dass Schlaf kein Prozess ist, der sich willkürlich herbeiführen lässt, sondern ein sensibler physiologischer Ablauf, der durch äußerliche, aber auch insbesondere durch psychische Zustände beeinflusst wird.

Viele sind sich dieses Zusammenhangs zwischen Stress und gestörtem Schlaf nicht bewusst. Dies kann mehrere Gründe haben, einer davon ist z. B. Negierung. Das bedeutet, der Stress wird als solcher nicht wahrgenommen. Häufig wird argumentiert, dass „andere ja auch mit solchen Situationen fertig werden müssen". Diese Fehlwahrnehmung von Stress hat natürlich auch eine Schutzfunktion und soll die Psyche vor allzu schneller Kapitulation bewahren. So ist es durchaus eine wertvolle Eigenschaft bei kurzfristiger Häufung vieler Stressfaktoren (z. B. Hausbau, Kindererziehung oder Pflege eines Angehörigen) durchzuhalten. Allerdings sollten Schlafstörungen dann auch als Warnsignal vor Überlastung erkannt werden.
Bei der psychoreaktiven Insomnie sollte der grundlegende Stressfaktor bearbeitet werden. Nicht immer kann man einer belastenden Situation folgenlos entfliehen, aber man kann sie als Ursache für gestörten Schlaf und andere Beschwerden erkennen und versuchen, sie zu beheben. In vielen Betrieben, Schulen und Hochschulen gibt es psychologische Beratungsstellen, die Hilfe anbieten. Manchmal hilft eine Kurzzeitpsychotherapie.

Herr B. ist Ingenieur in einer großen Firma und kann schon seit einem Jahr nicht mehr richtig einschlafen. Dabei geht er nach einem anstrengenden, langen Tag relativ regelmäßig um 23:00 Uhr ins Bett, liegt dann aber mindestens eine Stunde lang wach. Begonnen hat alles mit Stress im Büro. Stellenkürzungen standen an und er sah, wie die Kollegen um ihn herum ihre Kündigungen erhielten. Durch eine unbedachte Äußerung hat er sich auch noch bei seinem Chef unbeliebt gemacht und wartet nun darauf, der Nächste in der Entlassungswelle zu sein. Er liegt Nacht für Nacht im Bett und überlegt, ob er wieder Fehler gemacht hat. Was wäre, wenn es ihn treffen würde und wie ginge es dann mit seiner Familie weiter? Je angestrengter er versucht zu schlafen, desto angespannter und wacher wird er. Erst morgens kann er gut schlafen, aber dann klingelt schon wieder der Wecker.

Schlafwahrnehmungsstörung (paradoxe Insomnie)

Diese Schlafstörung lässt sich nur in einem Schlaflabor diagnostizieren und bedeutet, dass der gemessene Schlaf deutlich unterschätzt oder gar nicht erinnert wird. Die Betroffenen geben an, schlecht oder gar nicht schlafen zu können und die ganze Nacht wach im Bett zu liegen. Versicherungen der Ehepartner, dass sie doch schlafen, werden meist brüsk zurückgewiesen, mit dem Argument: „Das kannst du gar nicht wissen, da du ja schließlich die ganze Nacht schläfst."

Erst in einem Schlaflabor kann die Diskrepanz zwischen gemessenem und subjektivem Schlaf gesehen werden. Der Schlaf wird nicht absichtlich unterschätzt, die Betroffenen leiden sogar immens darunter und besuchen oft einen Arzt nach dem anderen. Interessanterweise sind diese Patienten manchmal stärker durch Müdigkeit und Konzentrationsstörungen am Tag beeinträchtigt als Patienten, die nachweisbar schlecht schlafen. Schlafmittel können diese Fehlwahrnehmung nur vorübergehend verbessern. Die Schlafwahrnehmungsstörung findet in letzter Zeit zunehmend Beachtung in der klinischen Forschung und es gibt Bestrebungen spezielle Therapieprogramme zu entwickeln.

Schlafwahrnehmung
Die Frage „Schläfst du?" trifft genau das Problem dieses Forschungsgebietes. Da seit Erfindung der Schlafforschung vorwiegend der objektive Schlaf untersucht wird, wurde der Schlafwahrnehmung bislang wenig Beachtung geschenkt. Dabei ist die Einschätzung und Erinnerung an den vorangegangenen Schlaf alles andere als banal. Schlaf kann logischerweise nicht wie andere Sinnesreize wahrgenommen werden. Wir können z. B. den Vogelgesang hören und die Wolken sehen, aber den Schlaf nicht fühlen.

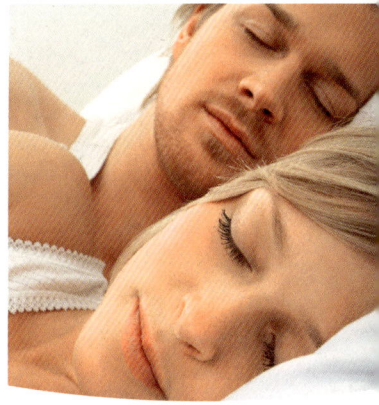

Schlaf und Alter

Braucht man im Alter weniger Schlaf? Studien haben ergeben, dass der REM-Schlaf-Anteil gleich bleibt und sich der Tiefschlafanteil im Alter verringert. Außerdem nimmt die Anzahl der Aufwachreaktionen zu. Die benötigte Schlafdauer im Alter bleibt jedoch gleich.

Das methodische Problem bei der Untersuchung von Schlaf im Alter

Bei der Untersuchung des Schlafs bei alten Menschen gibt es ein naturgegebenes Problem. Schlaf wird durch Krankheiten, wie Arthritis, Tinnitus, Schmerzen, schlafbezogene Atmungsstörungen oder z. B. das Restless-Legs-Syndrome beeinflusst. Da diese körperlichen Erkrankungen in späteren Lebensabschnitten zunehmen, ist es schwierig, unverfälschte Schlafdaten von alten Menschen zu erheben.

Das Problem der Ruhe im Alter

Ein sehr entscheidender Faktor, der die Schlafqualität bestimmt, ist die Aktivitätskurve am Tag. Alte Menschen haben oft schon durch körperliche Beeinträchtigungen bedingt ein niedrigeres Aktivitätsniveau. Durch vermehrte Ruhephasen steigt zudem die Wahrscheinlichkeit, dass tagsüber zu viel geschlafen wird. Dadurch wird der Schlafdruck für die Nacht genommen und der Nachtschlaf schlechter. Das Gleiche gilt für die Bettzeiten, die bei alten Menschen i. d. R. zu lang, d. h. länger als acht Stunden sind.

Schlafhygiene im Alter

Die Schlafhygiene im Alter fängt mit einem regelmäßigen, frühen Aufstehzeitpunkt an (z. B. 7:00 Uhr). Wenn 30 Minuten Mittagsschlaf gehalten werden, sollte nicht vor 23:00 Uhr das Bett aufgesucht werden. Der Abend sollte v. a. nicht halb schlafend vor dem Fernseher verbracht werden. Die beste Schlafhygiene im Alter ist jedoch ein anregende und positive Tagesstrukturierung. Gerade im Alter und bei Schlafstörungen kommt Sport eine besonders wichtige Rolle zu. Sport aktiviert den Körper, macht wach und führt zu einer angenehmen Erschöpfung. Hier sollten angemessene Sportarten mit einer niedrigen Verletzungsgefahr gewählt werden.

Schlafforscher haben herausgefunden, dass wir den Schlaf verzögert wahrnehmen. So haben Weckexperimente gezeigt, dass gesunde Personen fest davon überzeugt waren, wach gewesen zu sein, während sie eigentlich laut Schlafaufzeichnung schon geschlafen haben. Diese Verzögerung der Schlafwahrnehmung erklärt auch, warum einige Menschen ihren Schlaf nicht bemerken, obwohl sie nachweislich schon geschlafen haben. Gefährlich wird dies natürlich in Situationen, in denen eigentlich nicht geschlafen werden darf, z. B. bei Berufen mit Überwachungsaufgaben. Kurzes Wegnicken kann fatale Folgen haben. Ein weiterer Grund für die Unterschätzung des Schlafs sind häufige Aufwachphasen in der Nacht. An die Schlafphasen dazwischen kann man sich nicht erinnern und die verschiedenen Wachphasen werden zu einem lang andauernden Wachsein in der Erinnerung zusammengeschoben. So entsteht der Eindruck, die halbe oder die ganze Nacht wach gewesen zu sein.

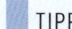
TIPP
DENKANSTÖSSE

Hier ein paar kleine Tipps für den Fall, dass Sie meinen, Sie wären die ganze Nacht wach gewesen:

- Überlegen Sie zum Vergleich, wie lange eine siebenstündige Zugfahrt ist.
- Denken Sie daran, nachts werden nicht nur die Schatten, sondern auch die Gedanken länger. Im Dunkeln ohne Ablenkung kann sich Zeit in die Länge ziehen.
- Seien Sie versichert, dass sich der Körper immer ein Häppchen Schlaf holt, sobald Sie nachts die Augen zumachen.

Psychophysiologische Insomnie

Frau M. geht es eigentlich gut. Sie hat einen netten Ehemann, die Kinder sind gut verheiratet und sie leben in einem schönen Haus am Waldrand mit viel Natur darum herum und v. a. Ruhe. Seit zwei Jahren ist sie pensioniert, aber sie kann ihr Leben nicht mehr genießen. Nacht für Nacht liegt sie wach im Bett, zählt die Minuten und Stunden, beschwört ihren Wecker und hasst den Morgen, weil er sie um das betrügt, was sie doch so dringend braucht – den Schlaf. Sie ist mit Ihrem Latein am Ende, und das als ehemalige Lateinlehrerin. Tagsüber ist sie so müde, dass sie kaum die Gartenarbeit schafft. Sie hat sich sozial zurückgezogen und meidet jegliche Aufregung. Dazu gehören auch private Unternehmungen, die ihr früher viel Spaß bereitet haben.

Schon während ihrer Berufstätigkeit hatte sie ihre Schulstunden wegen der Schlafstörung reduziert. Sie dachte, dass sich durch die Pensionierung endlich alles bessern würde. Nun denkt sie die meiste Zeit über ihren Schlaf

nach, beobachtet sich, ob sie alles richtig macht. Auf Kaffee und Alkohol verzichtet Sie ganz und versucht, regelmäßig zur gleichen Zeit ins Bett zu gehen. Da sie weiß, dass sie mindestens drei Stunden wach liegt, jedoch mindestens fünf Stunden Schlaf braucht, geht sie jeden Abend bereits um 22:00 Uhr ins Bett. Auch wenn sie abends müde ist, spürt sie, wie die Müdigkeit immer weiter verschwindet, je näher die Bettzeit rückt. Das Bett empfindet sie eher wie einen Muntermacher und nicht wie einen Ort zum Schlafen.
Wegen der Schlafstörung hat sie bereits alles versucht. Sie war bei einem Heilpraktiker und einer Homöopathin. Außerdem hat sie neben ihrem Hausarzt auch einen Nervenarzt aufgesucht. Der Hausarzt hat sie sogar in ein Schlaflabor überwiesen, dort wurde sie gründlich untersucht, aber es konnte keine körperliche Ursache festgestellt werden. Ihr wurde ein Schlafmittel verschrieben, die sie jedoch nur kurzzeitig einnehmen sollte. Frau M. nimmt nur ca. zweimal in der Woche eine halbe Tablette und zwar dann, wenn sie sich wieder eine Nacht mit Schlaf „gönnen" möchte.

Frau M. hat eine sogenannte psychophysiologische Insomnie. Dies ist eine Schlafstörung, die sich selbst aufrecht erhält. Sie ist ein Wechselspiel zwischen gestörtem Schlaf, ängstlichem Beobachten und erhöhter körperlicher Anspannung.

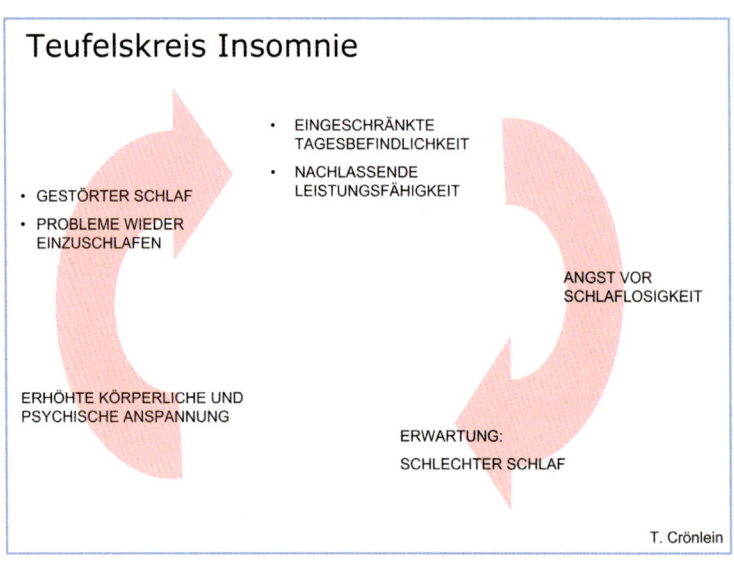

Wenn man schlecht schläft, ist man am nächsten Tag müde und unkonzentriert. Diese unangenehme Erfahrung wird im Gehirn abgespeichert und in der nächsten Nacht mit Einschlafstörungen wieder aktiviert. Nun gibt es zwei mögliche Verläufe: Entweder passiert dies immer wieder ohne weitere gesundheitliche Folgen oder es entsteht die Angst, dass man nie wieder richtig schlafen kann und den Folgen der Schlafstörung hilflos ausgeliefert ist. Diese Angst setzt einen Teufelskreis (s. Abb. S. 68) in Gang.

Beobachtung der Schläfrigkeit vertreibt den Schlaf

Sie beginnen, sich zu beobachten und versuchen, den Grund für die Schlafprobleme herauszufinden. Nach einer guten Nacht wird analysiert, was wohl dafür verantwortlich sein könnte, ebenso nach einer schlechten Nacht. Besonders abends wird der Körper nun ängstlich überprüft, ob er müde genug für den Schlaf ist: „Kann ich heute wohl schlafen?", „Wie wird die Nacht und der Tag danach, wenn ich es nicht schaffe?" und „Was kann ich denn noch tun, damit es klappt?" Viele erleben es schließlich als sehr frustrierend, wenn sie feststellen, dass sie trotz genauer Beobachtung der eigenen Schläfrigkeit in Verbindung mit Umgebungsfaktoren nicht auf den Grund ihrer Schlafstörung kommen. Sie stellen fest, dass sie manchmal an den „unmöglichsten" Orten gut schlafen können und nach schönen Tagen unter optimalen Bedingungen wieder nicht. Sie stellen auch fest, dass durch all diese Beobachtungen und Erfahrungen Schlaf zu finden mittlerweile ein schier unlösbares Problem geworden ist.

Dass die Beobachtung unwillkürlicher Körpervorgänge den Ablauf derselben erschwert, ist eine allgemein bekannte Tatsache. Wenn Sie sich fünf Minuten lang auf ihre Schluckbewegungen konzentrieren würden, hätten

INFO
TEUFELSKREIS

Die Folge eines gestörten Nachtschlafs ist eine eingeschränkte Tagesbefindlichkeit. Dieses Erleben kann zu einer Angst vor den Konsequenzen dieser nachlassenden Leistungsfähigkeit und Lebensqualität führen und der Angst, dass die Schlaflosigkeit nicht aufhört. Es entsteht eine bestimmte Erwartungshaltung, nämlich „Ich werde heute wieder nicht schlafen" und „Morgen wird es mir wieder schlecht gehen." Dies wiederum geht mit einer erhöhten körperlichen Anspannung einher. Angst und negative Erwartungen führen zu einem Verhalten, welches letztendlich den natürlichen Schlaf tatsächlich verschlechtern kann. Viele Betroffene mit einer psychophysiologischen Insomnie fangen nun an, Dinge, die den Schlaf betreffen, systematisch falsch zu machen. Diese Verhaltensweisen verstärken den Teufelskreis aus Angst, Anspannung und schlechtem Schlaf.

Insomnie – Schlafstörung ohne Grund?

Sie sicher Beschwerden damit. Schlucken wäre „auf einmal kompliziert". Personen mit Sprechangst leiden besonders unter der verstärkten Beobachtung ihres Körpers, da sie glauben, dass auch andere sie in dieser Hinsicht beobachten. Diese Gesetzmäßigkeit gilt auch für die Insomnie. Die genaue Beobachtung der eigenen „Schlaffähigkeit" macht ein Loslassen und somit Schlafen so gut wie unmöglich.

Verlängerung der Bettzeiten

> **Der Körper holt sich den Schlaf, aber eben nur so viel, wie er benötigt.**

Viele Patienten verlängern ihre Bettzeiten. Aus ähnlichen wie den im Fallbeispiel genannten Gründen glauben viele Insomniebetroffene, dass die Verlängerung der Bettzeit die Chance erhöht, genug Schlaf zu bekommen. Da sie wissen, dass sie wenig schlafen, wollen sie nun zumindest genug „Ruhe" haben. Viele empfinden den Schlaf lediglich als ein Dösen. Nicht selten sind auch falsch verstandene Ratschläge von Therapeuten daran Schuld, dass Patienten darauf achten, immer „regelmäßig zur gleichen Zeit" ins Bett zu gehen.

Die Verlängerung der Bettzeiten führt jedoch genau zur Verschlechterung des Schlafs. Bei einem mittleren Schlafbedürfnis von ca. sechs Stunden führt eine Bettzeit von sieben Stunden logischerweise dazu, dass Sie eine Stunde wach liegen. Sie erreichen sieben Stunden z. B. bei einer Zubettgehzeit von 23:00 Uhr nur, wenn Sie schon um 6.00 Uhr aufstehen. Viele Berufstätige mit einer durchschnittlichen Arbeitszeit gehen jedoch schon um 22:30 Uhr ins Bett und stehen erst um 7:30 Uhr auf. Diese neun Stunden Bettzeit sind kaum mit Schlaf auszufüllen. Der Körper lernt dann, häppchenweise zu schlafen, d. h. er wird immer wieder wach.

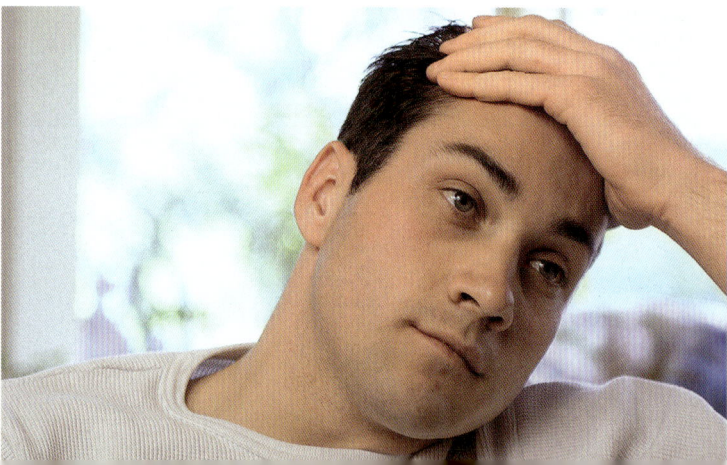

Schonhaltung

Typischerweise beginnen Betroffene, sich tagsüber zu schonen. Sie verzichten auf immer mehr soziale Aktivitäten, schränken den Sport ein und ziehen sich sozial zurück. Nicht selten werden auch die Familie und die Freunde in Mitleidenschaft gezogen. Aus Rücksichtnahme auf den Schlafgestörten müssen plötzlich bestimmte Dinge hingenommen bzw. unterlassen werden. Nicht selten kann z. B. nicht mehr im gemeinsamen Ehebett geschlafen werden oder ganze Urlaube werden abgebrochen. Dies führt zu einer noch stärkeren Fixierung mit einer entsprechend großen Erwartungshaltung an den Schlaf („Nun schränke ich mich schon so ein, da muss ich doch gut schlafen!") und dies im Nachhinein zu einer Verschlechterung des Schlafes. Durch die Schonhaltung verringert sich außerdem die Aktivitätskurv am Tag. Der Körper erfährt nicht mehr genug „Anstrengung", auch Eustress genannt. Als Eustress bezeichnet man die positiven Anreize, die den Organismus auf einem gesunden Anforderungslevel halten. Einen Mangel an Eustress haben v. a. ältere Menschen, die tagsüber durch eine Verringerung der Aktivität nachts keine gesunde Erschöpfung mehr spüren und infolgedessen nicht müde werden.

Je ruhiger der Tag, desto schlechter i. d. R. der Schlaf. Bringen Sie Bewegung in den Tag, damit der Körper nachts ermüden kann!

Unregelmäßige Medikamenteneinnahme

Schlafmittel werden i. d. R. mit einem schlechten Gewissen eingenommen, da sie oft als „schädlich" verrufen sind. Das schlechte Gewissen der Insomniebetroffenen einerseits und das Gefühl, ohne Medikamente nicht mehr schlafen zu können andererseits, führt zu einem sehr typischen Einnahmemuster mit Niedrigstdosierungen von Schlaftabletten,

INFO
MITTAGSSCHLAF

Der Mittagsschlaf ist ein Luxus, den man sich gönnen kann. Er sollte am besten zwischen 12:00 Uhr und 15:00 Uhr stattfinden. In heißen Ländern geht die Siesta oder Mittagsruhe i. d. R. von 13:00 Uhr bis 17:00 Uhr – also zur heißesten Zeit des Tages. Wenn keine Schlafstörungen bestehen, kann ein Mittagsschlaf mit einer Dauer von ca. 30 Minuten die nötige Entspannung und Erholung bringen, die in unserer hektischen Zeit den Organismus wieder auftanken kann. Bei bestehenden Ein- oder Durchschlafstörungen kann ein Mittagsschlaf jedoch den nötigen Schlafdruck reduzieren, der nachts benötigt wird. Es gibt kein generelles Für oder Wider beim Mittagsschlaf. Der Nutzen ist von der individuellen Situation abhängig, wie angespannt der Tagesablauf ist, ob Schlafstörungen bestehen, und ob ein Mittagsschlaf grundsätzlich entlastet. Ein Mittagsschlaf, der länger als ca. 30 Minuten dauert, kann bei regelmäßiger Anwendung zu einem sogenannten biphasischen Schlafmuster führen, mit verkürzter Nachtschlafdauer, so wie es in vielen südlichen Ländern der Fall ist.

teilweise über Jahre hinweg. Die Tabletten werden oft mehrfach geteilt, ja manchmal sogar krümelweise genommen. Einerseits glauben viele, dass sie mit Medikamenten nicht „richtig" schlafen, andererseits können sie auch nicht ganz darauf verzichten, „schließlich muss sich der Körper ja mal erholen". So wie Frau M. versuchen die Betroffenen, den Schlafmittelgebrauch auf wenige Tage in der Woche zu beschränken. Besonders typisch, aber auch bedenklich ist die zweite Tablette, die nachts noch einmal nachgeschoben wird, wenn sich der Schlaf nicht einstellt. Dies kann zu Überhangserscheinungen führen: Da Schlafmittel eine gewisse Wirkdauer haben (s. S. 98), kann sich diese bis in den nächsten Tag hinein ziehen, wenn Medikamente zu spät in der Nacht genommen werden.

Durch eine unkontrollierte und unregelmäßige Medikamenteneinnahme über Jahre kann es zu einer Zementierung der Einstellung und Erwartung kommen, dass man aus eigener Kraft keinen natürlichen Schlaf mehr finden kann. Wenn Insomniepatienten nach verschiedenen Behandlungsversuchen keine Besserung erfahren, ist die Verzweiflung verständlicherweise groß. Nicht selten stellen sich depressive Verstimmungen ein. Sie werden gereizt und sind weniger belastbar.

Die Behandlung der psychophysiologischen Insomnie ist gut erforscht und erfolgreich erprobt.

Doch die Behandlung einer psychophysiologischen Insomnie ist einer der am besten erforschten Bereiche in der Schlafmedizin. In einer speziellen Verhaltenstherapie wird der Teufelskreis durch verschiedene Maßnahmen unterbrochen. Dazu gehören u. a. Verhaltensweisen wie die Veränderung der Bettzeiten und Entspannungsverfahren. Der wichtigste Punkt bei dieser Verhaltenstherapie ist jedoch, dass der Betroffene lernt, wieder natürlich mit dem Schlaf umzugehen und ihm somit wieder eine Chance gibt. Schlafen lernen ist somit also möglich. Diese Verhaltenstherapien werden in verschiedenen Schlaflaboren, aber auch von Psychotherapeuten angeboten. Als sehr wirksam haben sich therapeutische Gruppenprogramme mit sechs bis acht Personen erwiesen. Es empfiehlt sich, die Therapie mit einer eingehenden Untersuchung des Schlafs durch einen Arzt zu verbinden. Die Verhaltenstherapie sollte nur nach Abklärung und Ausschluss der möglichen körperlichen Ursachen erfolgen.

TIPP

ZEITPUNKT DER EINNAHME

Nehmen Sie keine Schlafmittel mitten in der Nacht! Diese können u. U. noch in den nächsten Tag hinein wirken.

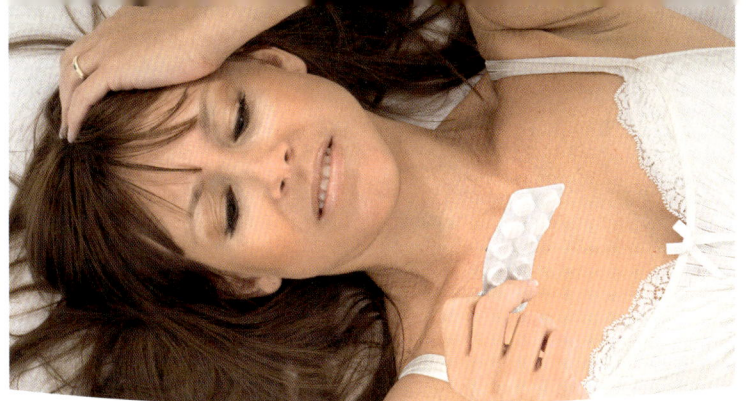

Unterscheidung zwischen Depression und Insomnie

Insomnie und Depressionen weisen viele Überschneidungen im Erscheinungsbild auf. Bei beiden ist sowohl der Schlaf als auch die Tagesbefindlichkeit gestört. Auch kann es jeweils zu gereizten Verstimmungen, zu sozialem Rückzug und zu vermehrter Besorgnis aufgrund der eingeschränkten Leistungsfähigkeit kommen. Und bei beiden Krankheitsbildern ird die schlechte Tagesbefindlichkeit häufig auf den gestörten Schlaf zurückgeführt. Eine Unterscheidung zwischen leichten Depressionen und einer Insomnie ist im Querschnitt, d. h. nach einem einmaligen Gespräch, nicht möglich. Da bei beiden Störungsbildern oft die gleichen Antidepressiva (s. S. 103) verordnet werden, ist die Verwechslung oft auch nicht folgenschwer. Grundsätzlich und auf die Therapie bezogen ist die Unterscheidung zwischen einer Depression und einer psychophysiologischen Insomnie jedoch wichtig. Eine Depression kann am besten mit einer Kombination aus Psychotherapie und antidepressiver Medikation behandelt werden und eine Insomnie mit einer speziellen Verhaltenstherapie sowie u. U. speziellen Schlafmitteln. Gestörter Schlaf ist meist das erste Anzeichen einer Depression. Typischerweise wachen die Betroffenen zu früh auf und sind den ganzen Tag über nicht richtig belastbar. Im Verlauf gibt es jedoch Unterschiede. Während ein Insomniepatient über Jahre unverändert mit Schwankungen seine Schlafstörungen haben kann, zeigt sich bei einer Depression i. d. R. eine zunehmende Verschlechterung des psychischen Zustandes mit Abnahme der Leistungsfähigkeit und schweren Verstimmungen.

Schlafprobleme sind eine häufige Begleiterscheinung bei Depressionen. Die Insomnie ist jedoch eine eigenständige Schlafstörung.

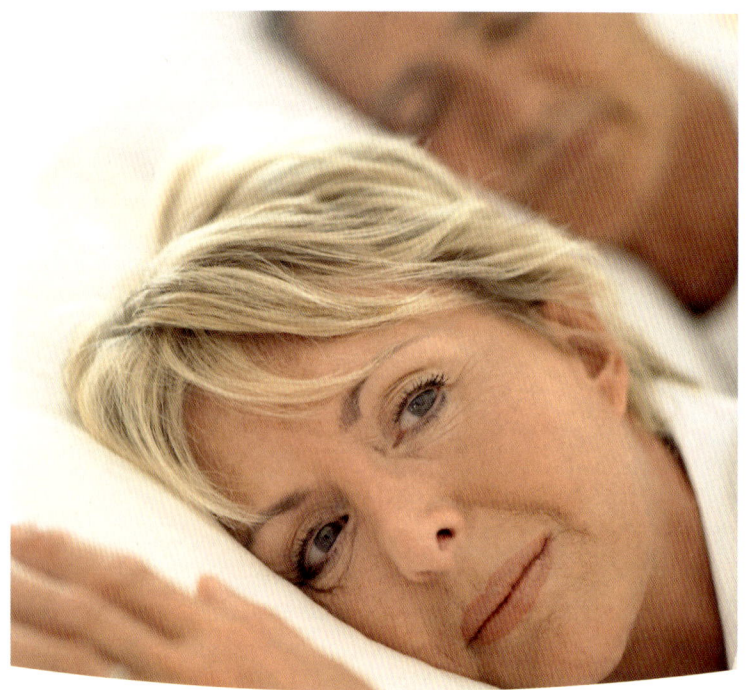

Sekundäre Insomnien

Auf die Frage, was alles eine Insomnie verursachen kann, muss ehrlicherweise geantwortet werden: alles. Sogar bei Schlafmitteln werden Schlafstörungen als Nebenwirkung angegeben. Einige Patienten berichten, seit einer Operation im Krankenhaus nicht mehr schlafen zu können, andere seit Beginn der Wechseljahre. Aber: Nicht jeder Operierte und nicht jede Frau in den Wechseljahren hat Schlafstörungen.

Grundsätzlich gilt, dass Sie bei anhaltend gestörtem Schlaf einen Arzt aufsuchen sollten. Dieser kann dann ersehen, ob es einen Zusammenhang mit einer neuen Medikamenteneinnahme oder anderen aktuellen Faktoren gibt. Auch bei sekundären Insomnien, wie z. B. Schlafstörungen in den Wechseljahren oder in der Schwangerschaft, können die Maßnahmen im folgenden Kapitel angewandt oder ein entsprechendes Schlafmittel eingenommen werden.

Das Wichtigste auf einen Blick

Was ist eine Insomnie?
Eine Insomnie zeichnet sich durch anhaltend schlechten Schlaf und Beeinträchtigung der Tagesbefindlichkeit nach Ausschluss körperlicher Ursachen aus.

Gibt es nur eine Form der Insomnie?
Nein, es werden unterschiedliche Formen der Insomnie unterschieden. Bei einer psychoreaktiven Insomnie kann der schlechte Schlaf als Reaktion auf erhöhten psychischen Stress gesehen werden. Die Schlafwahrnehmungsstörung bezeichnet eine seltene Beeinträchtigung, bei der sich der Betroffene nicht mehr an den objektiv messbaren Schlaf erinnern kann und glaubt, er habe nicht geschlafen. Die psychophysiologische Insomnie ist eine scheinbar grundlose Schlafstörung, die sich selbst aufrechterhält. Sie kann über Jahre bestehen und geht oft mit einem langjährigen niedrig dosierten unregelmäßigen Schlafmittelkonsum einher. Betroffene gehen davon aus, dass der Teufelskreis aus schlechten Schlaf, ängstlicher Erwartung und erhöhter Anspannung nicht durchbrochen werden kann.

Was ist bei der Behandlung einer Insomnie zu beachten?
Bevor eine Insomnie behandelt wird, sollte eine Abklärung möglicher körperlicher Ursachen erfolgen. Eine vorschnelle Therapie kann eine mögliche zugrundeliegende körperliche Störung verschlimmern.

Wie kann man eine Insomnie behandeln?
Grundsätzlich gibt es zwei Möglichkeiten, entweder mit speziellen Medikamenten oder mit einer nichtmedikamentösen Methode. Für beide Methoden gibt es wissenschaftlich gut belegte Behandlungserfolge.

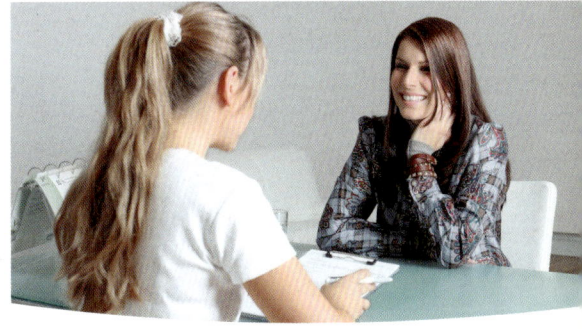

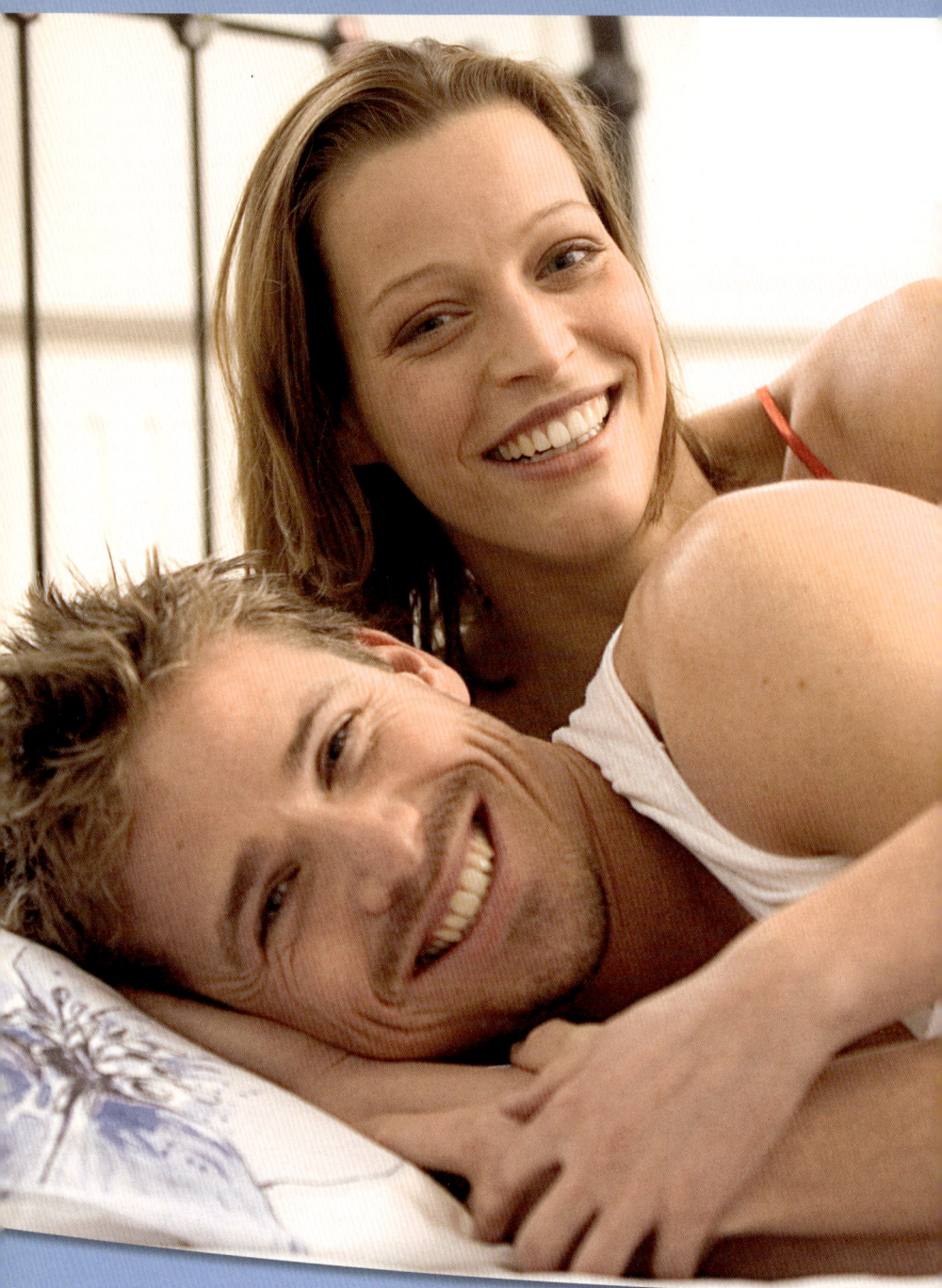

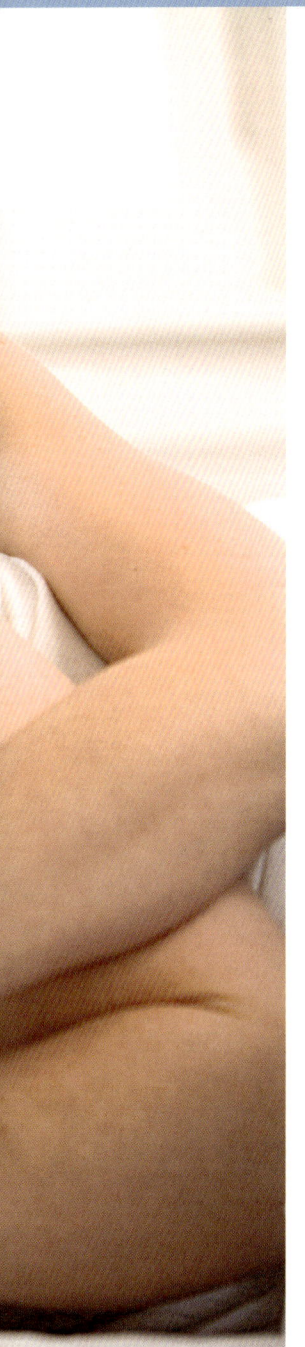

Hilfe zur Selbsthilfe – In fünf Schritten zum guten Schlaf!

„Richtig" schlafen lässt sich lernen! In diesem Kapitel erfahren Sie, was Sie selbst tun können, um wieder erholsame Nächte zu erleben.

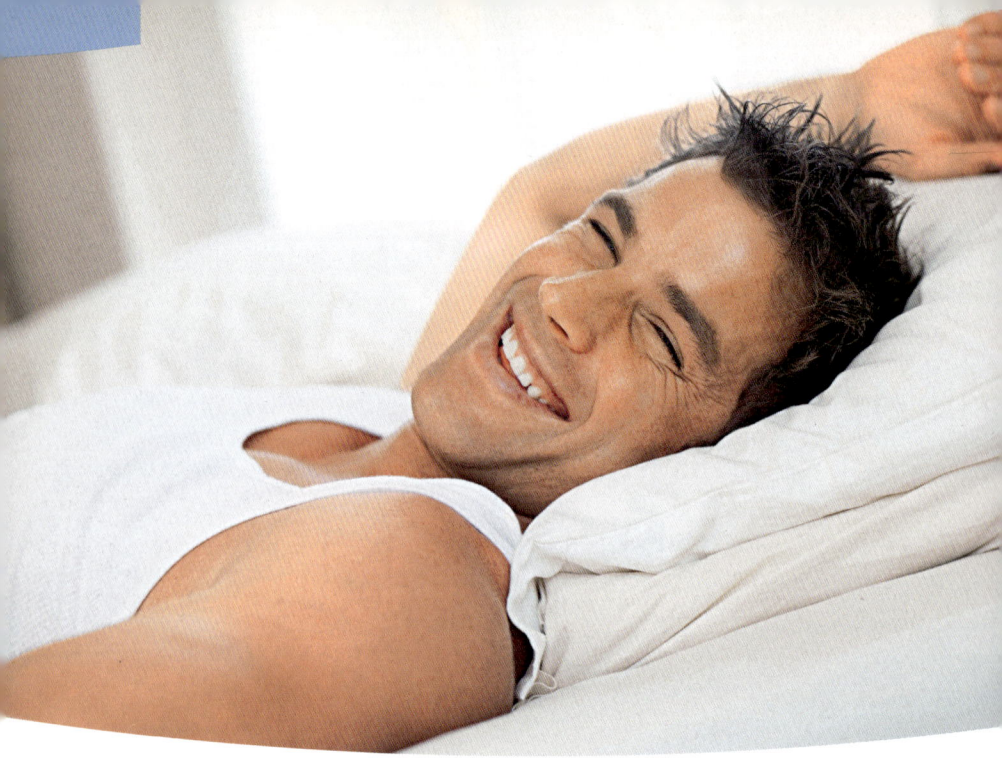

Heilung ist möglich

Zuerst die gute Nachricht: Insomnien sind heilbar. Dann die zweite gute Nachricht: Sie können selbst entscheidend dazu beitragen!

Im vorliegendem Kapitel finden Sie eine Anleitung zur Selbsthilfe bei einer Insomnie, die fünf Wochen andauert. Die Grundlage dafür wurde bereits in verschiedenen wissenschaftlichen Studien auf ihre Wirksamkeit hin überprüft. Wichtig ist, dass Sie sich genau an die Anweisungen halten.

Achtung: Sie sollten vor Anwendung dieser Tipps eine mögliche körperliche Ursache Ihres gestörten Schlafs ausgeschlossen haben. Es kann sonst zu erhöhter Müdigkeit am Tag kommen. Die Einnahme von Schlafmitteln ist hingegen kein Ausschlusskriterium. Vielleicht wollen Sie am Ende dieses Selbsthilfeprogramms Ihre Schlafmittel reduzieren. Befragen Sie hierzu Ihren Arzt.

Sich ein Bild machen

Im Anhang (s. S. 126) finden Sie ein Schlafprotokoll zum Selbstausfüllen, ein Beispiel finden Sie auf S. 80. Damit können Sie Ihre Schlafzeit genau protokollieren. Tragen Sie einfach morgens ihre Zubettgehzeit der letzten Nacht ein (beispielsweise Beginn 22:15 Uhr). Dann machen Sie einen kleinen senkrechten Strich an dem Zeitpunkt, als Sie aufgestanden sind. (z. B. 7:00 Uhr). Nun können sie mit verschiedenen Mustern dokumentieren, ob und wie viel Sie geschlafen haben. Wenn Sie wach im Bett waren, machen Sie eine dünne Linie und wenn sie geschlafen haben, schraffieren Sie den Bereich unter der Linie einfach schwarz. Falls Sie im Halbschlaf waren oder nur gedöst haben, machen Sie eine geschwungene Linie. Wenn Sie meinen, Sie waren ungefähr in der Mitte der Nacht wach, dann tragen Sie es so ein. Sie sollten natürlich nachts nicht auf die Uhr sehen, um das Protokoll zu führen! Es kommt nur auf Ihre Erinnerung und Einschätzung an. Am rechten Rand bewerten Sie Ihren Schlaf mit einer Note, entsprechend den Schulnoten von 1 (Sehr gut) bis 6 (Mangelhaft). Bei „Bemerkungen" können Sie verschiedene Dinge notieren, die mit dem Schlaf an diesem Abend zusammenhängen, z. B. die Art und Menge der Schlafmittel oder besondere Vorkommnisse, wie etwa Streit, oder aber auch positive Erlebnisse. Das Ausfüllen des Protokolls am Morgen wird Ihnen helfen, die Veränderung Ihres Schlafs während der folgenden fünf Wochen zu beobachten. Es kann im Übrigen bei einem Arztbesuch einen hilfreichen Überblick über Ihr Schlafverhalten geben.

> Schlafprotokolle geben einen Überblick über Ihre täglichen Schlafqualität. Sie bilden eine gute Grundlage, sich ein Bild über die Bettzeiten und die Schlafzeit zu verschaffen.

Auf dem ersten Beispielprotokoll (s. Abb. S. 80) sieht man, dass die Patientin eindeutig Einschlafstörungen hat. Sie geht regelmäßig gegen 22:30 Uhr ins Bett und kann erst nach Mitternacht einschlafen. Sie steht um ca. 7:00 Uhr auf, am Wochenende auch später. Allerdings wacht sie schon früher auf und döst nur noch. Bei dem zweiten Protokoll sieht man, dass die Bettzeiten kürzer sind und am Wochenende sehr ausgedehnt werden. Es zeigen sich vorwiegend Einschlafstörungen und lange Wachzeiten in der Nacht. Interessant ist, dass der Schlaf in ca. jeder vierten Nacht relativ gut ist und in der darauffolgenden Nacht sehr schlecht. Beim dritten Protokoll sieht man extrem gestörten und schlechten Schlaf und sehr lange Bettzeiten. Es wird überwiegend gedöst und nicht geschlafen.

Hilfe zur Selbsthilfe – In fünf Schritten zum guten Schlaf!

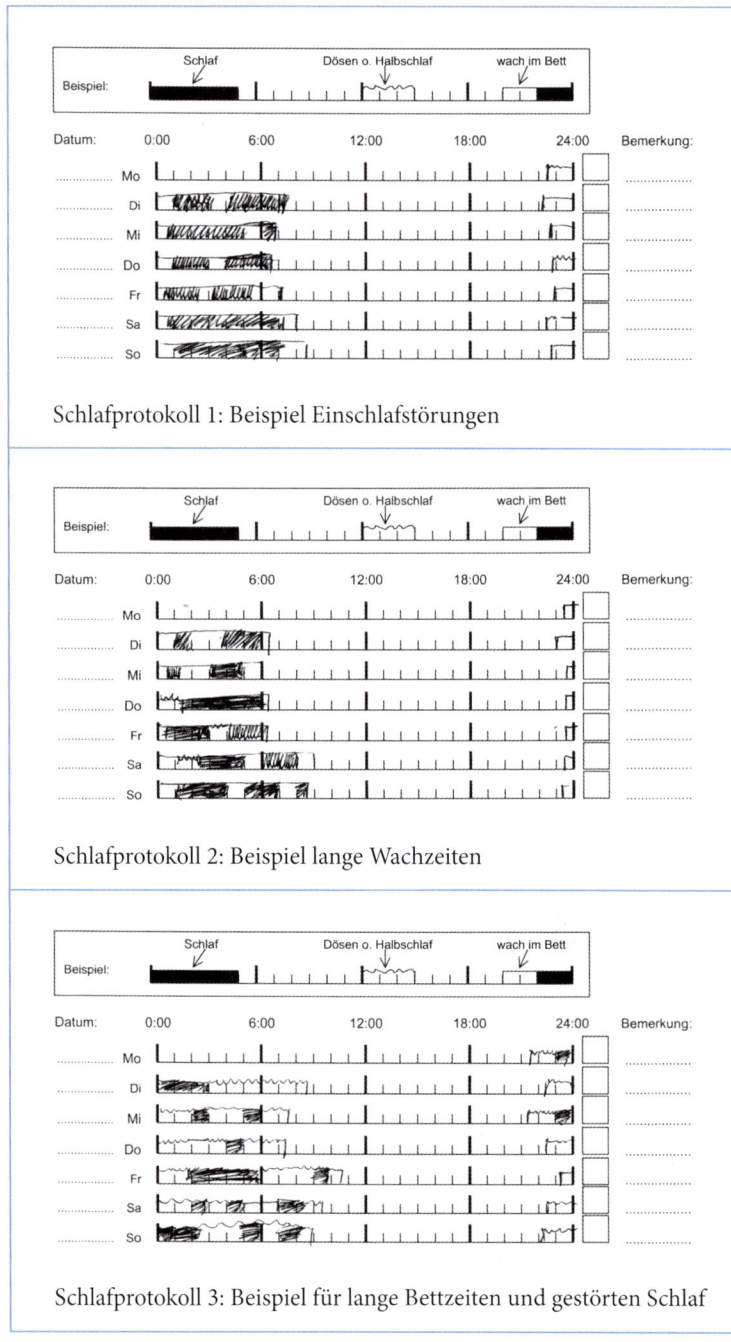

Schlafprotokoll 1: Beispiel Einschlafstörungen

Schlafprotokoll 2: Beispiel lange Wachzeiten

Schlafprotokoll 3: Beispiel für lange Bettzeiten und gestörten Schlaf

Wenn Sie Ihr Protokoll eine Woche lang geführt haben, können Sie Ihren eigenen Befund erstellen.

- Meine Bettzeit beträgt im Schnitt …. Stunden.
- Ich brauche i. d. R. …. Minuten zum Einschlafen (Schlaflatenz).
- Meine Schlafeffizienz beträgt …. Prozent (Schlafdauer/Bettzeit x 100).
- Mein Schlaf wird von mir im Durchschnitt mit der Note …. beurteilt.
- Ich nehme an …. von sieben Tagen das Schlafmittel …
- Meine Wunschschlafdauer beträgt …. Stunden.

Zielsetzung

Es gibt nun realistische und unrealistische Ziele. Die meisten Insomniebetroffenen sind von Natur aus Menschen, die mit wenig Schlaf auskommen können, solange dieser durchgängig und somit erholsam ist.

Der Schlaf sollte also folgendermaßen sein:

- durchgehend
- erholsam
- mit einer kurzen Einschlafzeit

Setzen Sie sich ein *realistisches* Ziel! Für viele Insomniebetroffene, die von Haus aus eher Kurzschläfer sind, wären demnach ca. sechs Stunden durchgehenden Schlaf eine realistische Schlafdauer. Eine Schlafdauer von acht und mehr Stunden ist für Insomniebetroffene ab dem 25. Lebensjahr eher unrealistisch. Aber: Wie finden Sie nun Ihre persönliche Schlafdauer? Grundsätzlich: Die kürzeste durchgehende Schlafzeit, die Sie brauchen, um erholt zu sein, ist Ihre persönliche, optimale Schlafdauer. Wenn Sie beispielsweise sechs Stunden durchschnittlich (fünf Tage in der Woche) schlafen und noch müde sind, brauchen Sie mehr Schlaf. Wenn Sie nach fünf Stunden Schlaf jedoch fit sind, ist diese Dauer für Sie ausreichend. Man kann durchaus mit sechs Stunden Schlaf und weniger durchschnittlich auskommen und fit sein! Verabschieden Sie sich also von der Vorstellung, dass sieben bis acht Stunden Schlaf für jeden Menschen „normal" sind!

Die kürzeste durchgehende Schlafdauer, die Sie brauchen, um erholt zu sein, ist Ihre optimale Schlafdauer. Diese kann je nach Lebensumstand schwanken.

INFO
ZU HOHE ERWARTUNGEN

„Wenn ich nicht schlafen kann, bin ich nicht leistungsfähig." Oder: „Wenn ich nicht schlafen kann, werde ich krank." Je mehr der Schlaf Garant für das Gelingen alltäglicher essenzieller Projekte wird, desto schwieriger ist es, sich zu entspannen und zu schlafen. Ein Student, der das Abschneiden seiner Prüfung vom vorangehenden Nachtschlaf abhängig macht, wird kaum einschlafen können. Guter Schlaf macht vieles einfacher, aber nicht alles möglich. Andererseits kann man auch mit wenig Schlaf oft erstaunlich viel leisten. Die Überfrachtung des Schlafes mit Erwartungen ist der erste Weg zur Insomnie.

Anhand Ihres Schlafprotokolls können Sie nun sehen, ob Sie überflüssige Wachzeiten im Bett haben. Bleiben Sie morgens im Bett liegen, auch wenn Sie wach sind? Brauchen Sie länger als 30 Minuten, um einzuschlafen? Ziel ist es nun, diese überflüssigen Wachzeiten verschwinden zu lassen!

Die einzige Möglichkeit, ohne Medikamente den Schlaf zu verbessern, ist die Änderung der Bettzeiten. Falls Sie Schlafmittel nehmen sollten, müssen Sie diese während der folgenden Maßnahme nicht absetzen. Das sollten Sie ohnehin nur unter ärztlicher Aufsicht tun.

Schlafdruck aufbauen

Schlaf als physiologisches Geschehen ist zunächst unserer Willkür entzogen. Das bedeutet, wir können nicht auf Kommando schlafen. Nun stellt sich die Frage, wie wir dann ohne Medikamente unseren Schlaf verbessern können. Glücklicherweise haben Forscher bereits herausgefunden, was die Schlafqualität beeinflusst (s. ab S. 88 ff.). Einfache Faustregel: „Je länger wir wach sind, desto schneller schlafen wir ein." Wenn wir also um sechs Uhr aufstehen und um 19:00 Uhr ins Bett gehen, brauchen wir länger zum Einschlafen, als wenn wir nachts um 23:00 Uhr ins Bett gehen würden oder gar um zwei Uhr. Diese Gesetzmäßigkeit lässt sich sehr gut im Eigenversuch erproben und bildet die Grundlage für die folgenden Verhaltensmaßnahmen:

- Versuchen Sie zwei Wochen lang, morgens zum exakt gleichen Zeitpunkt aufzustehen.
- Bleiben Sie dann konsequent bis zur Einschlafzeit am Abend wach.
- Reduzieren Sie ihre Bettzeit auf sieben Stunden, wenn es Ihr Alltag erlaubt, auch sechseinhalb Stunden.

Schlafdruck aufbauen

Das bedeutet, wenn Sie z. B. jeden Morgen um sechs Uhr aufstehen, sollten Sie erst um 23:00 Uhr ins Bett gehen und nicht früher. Sie können so den physiologischen Effekt nutzen, dass der Körper, je länger er wach ist, einen sogenannten Schlafdruck aufbaut und sich damit auch der Schlaf verbessert. Dies passiert natürlich nicht nach ein oder zwei Tagen, aber durch konsequente Einhaltung dieses Schlaf-wach-Rhythmus kann der Körper wieder lernen, Schlafdruck aufzubauen. Diese Methode ist grundlegend für die Behandlung einer Insomnie und wird Bettzeitenrestriktion (s. S. 85) genannt.

Wie bei einer Diät hilft auch bei Schlafstörungen nur die konsequente Umsetzung der Maßnahmen, den Schlaf zu verbessern.

Vielen fällt es schwer, auf die morgendlichen Ruhezeiten zu verzichten und regelmäßiges frühes Aufstehen auch am Wochenende ist alles andere als angenehm, zumal der Rest der Familie u. U. noch schläft. Aber wie bei allen Therapiemaßnahmen verändert sich nichts, wenn Sie nichts verändern! Sie werden während der zwei Wochen zunächst eine leichte Verschlechterung des Schlafs erfahren. Das ist normal und bei allen Patienten der Fall. Sie werden jedoch im Lauf dieses Selbstversuchs auch bemerken, dass sich der Schlaf in kleinen Schritten schließlich verbessert, sei es, dass Sie schneller ein- oder besser durchschlafen (s. S. 85) können.

Häufig wird in diesem Zusammenhang die Frage gestellt, wie lange es dauert, bis sich ein Behandlungserfolg einstellt. Im Durchschnitt werden Sie nach zwei bis drei Wochen eine Veränderung in Ihrem Schlafverhalten bemerken. Allerdings ist die Dauer von den Vorbedingungen abhängig, etwa ob ein Schlafmittel eingenommen wurde, ob noch andere Krankheiten bestehen und natürlich wie streng man sich an die Vorgaben hält.

Anhand des Schlafprotokolls können Sie sehen, wie sich Ihr Schlaf verändert.

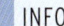 **INFO**

ACHTUNG, RISIKO!

Sie sollten diese Methode nicht anwenden, wenn Sie täglich weite Strecken mit dem Auto zurücklegen müssen oder in einer ähnlich heiklen Situation sind (Busfahrer, Piloten u. Ä.). Falls Sie in Ihrem Alltag durch Müdigkeit andere und sich gefährden können, sollten Sie wegen der Schlafstörung ohnehin einen Arzt aufsuchen.

Wenn Sie nach zwei Wochen bemerken, dass sich durch den aufgebauten Schlafdruck der Schlaf verbessert hat, können Sie in den folgenden zwei Wochen anfangen, die Bettzeiten wieder zu erweitern. Dies sollte jedoch nur in 15-Minuten-Schritten erfolgen. Versuchen Sie dabei, den Aufstehzeitpunkt beizubehal-ten und wenn es notwendig ist, früher ins Bett zu gehen. Falls sich keine Besserung zeigen sollte, können Sie die Bettzeit eine Woche lang versuchsweise auf sechseinhalb bzw. auf sechs Stunden pro Nacht reduzieren. Im Normalfall sollten Sie eine Besserung des Schlafs in Form von schnellerem Einschlafen und/oder besserem Durchschlafen erfahren. Wenn nicht, sollten Sie Ihren Arzt konsultieren oder einen Schlafexperten befragen.

Heilungsprozess einer Insomnie

Wie lange dauert es, bis sich der Schlaf wieder stabilisiert? Das ist eine sehr häufig gestellte Frage. Es geht nicht von heute auf morgen! Der Körper muss erst lernen, wieder zu bestimmten Zeiten den Schlaf nachzuholen, den er durch die längere Wachzeit tagsüber entbehrt. Am Anfang der Bettzeitenrestriktion wird der Schlaf sogar noch etwas schlechter. Das ist normal. Dann tauchen immer häufiger „gute" Nächte auf, im Wechsel mit „schlechten". Die „guten" Nächte werden dann schließlich die Regel und die „schlechten" eine Ausnahme. Anhand des Schlafprotokolls kann man diesen Prozess gut nachvollziehen. Bei konsequenter Durchführung der Therapie kann man nach zwei bis drei Wochen eine Veränderung erwarten.

TIPP
EIN GUTER START

Wenn Sie diese Therapiemaßnahme durchführen, sollten Sie auf keinen Fall morgens nach Ihrer geplanten Aufstehzeit wach im Bett bleiben. Weder meditierend noch sinnend. Sie sollten relativ rasch aufstehen und Ihre Morgenhygiene durchführen. Dann sollten Wachmacher eingesetzt werden.

- Trinken Sie eine Tasse Kaffee oder Tee. Dieser wird Ihrem Nachtschlaf nicht schaden.
- Gehen Sie bald nach dem Aufstehen an die frische Luft. Morgenluft macht wach.
- Tanken Sie Morgensonne. Diese kann auch durch Wolken verdeckt sein. Die Luxzahl (Lichtstärke) draußen bei noch so trübem Tageslicht ist immer höher als in einer hell erleuchteten Wohnung.
- Versuchen Sie, wenn möglich, morgens Ihre Sporteinheiten zu absolvieren. Für Personen, die nicht mehr „so fit" sind, ist Nordic Walking ideal.

Bett „reinigen"

Diese Methode ist an die Bezeichnung „einen reinen Tisch machen" angelehnt und in der Behandlung der Insomnie ein wichtiger Grundbaustein.

Heutzutage ist das Bett eine Wohlfühloase, der privateste und intimste Ort in unserem Wohnbereich. Allein der Anblick sollte schon angenehme Gefühle auslösen.

Bei Menschen mit Schlafstörungen ist dies anders. Insomniepatienten haben oft ein gestörtes emotionales Verhältnis zum eigenen Bett, da es meist zu einem Ort des Grübelns, des Wachliegens und der Quälerei geworden ist. Diese Kopplung zwischen Bett und unangenehmen Gefühlen entspricht einem einfachen Konditionierungsprinzip. Das Gehirn merkt sich Reize, auch wenn es uns nicht bewusst ist. Wenn Sie im Bett oft aufgrund der Schlaflosigkeit Angst hatten und angespannt waren, werden diese negativen Gefühle automatisch aktiviert, allein schon, wenn Sie sich dem Bett nähern. Viele Insomniebetroffene nehmen dies als ansteigende Wachheit an sich war.

Diese Verbindung von Bett und negativen Gefühlen lässt sich jedoch wieder rückgängig machen. Wie kann das geschehen? So wie das Bett vorher ein Ort des Grübelns, des Wachliegens und der ängstlichen Anspannung war, soll es jetzt wieder ein Ort des Wohlfühlens und des Schlafes werden. Das bedeutet, Sie sollten das Bett nur noch zum Schlafen und nach einiger Zeit auch zum Wohlfühlen benutzen. Was ist der Hintergrund dieser Maßnahme? Wenn das Bett nur noch zum Schlafen benutzt wird, können die anderen unangenehmen Assoziationen mit ihm langsam gelöscht werden.

Daraus folgt als Empfehlung:

- Gehen Sie nur ins Bett, wenn Sie schläfrig sind! Dies kann von Tag zu Tag schwanken. Es ist nicht schlimm, wenn es dabei mal sehr spät wird. Denken Sie daran, dass Sie auch sonst wach im Bett liegen würden, was Sie vermeiden sollten. Das Gefühl der Schläfrigkeit wird für Sie anfangs schwierig als solches zu erkennen sein. Wenn Sie jedoch die oben beschriebene Maßnahme durchführen, werden Sie zunehmend Schläfrigkeit von dauernder Schlappheit unterscheiden können.

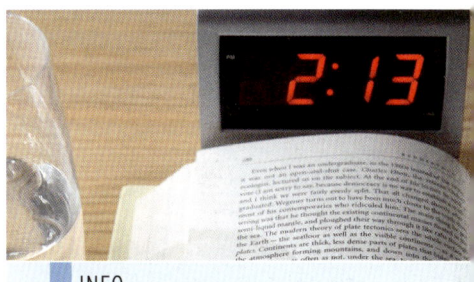

INFO

EXPERIMENT

Die Bettzeitenrestriktion geht auf einen amerikanischen Forscher namens Spielman zurück. Dieser hatte die Idee, Insomniepatienten so lange im Bett zu lassen, wie sie berichteten, schlafen zu können. Das waren mitunter sehr kurze Zeiten, teilweise nur ca. vier Stunden in der Nacht. Dadurch konnte sich ein extremer Schlafdruck aufbauen, sodass sich nach relativ kurzer Zeit der Schlaf verbesserte. Diese Methode ist mittlerweile von verschiedenen Therapeuten aufgenommen und weiterentwickelt worden und wird in verschiedenen Varianten durchgeführt. Das Problematische an zu kurzen Bettzeiten ist der Nebeneffekt von starker Müdigkeit und erhöhter Einschlafneigung am Tage. Die oben vorgestellte Variante mit sieben (bzw. 6,5) Stunden Bettzeit ist jedoch bedenkenlos umsetzbar.

Hilfe zur Selbsthilfe – In fünf Schritten zum guten Schlaf!

- Verlassen Sie das Bett, wenn Sie wach sind und nicht wieder einschlafen können. Das bedeutet nicht, dass Sie beim ersten kurzen Aufwachen das Bett verlassen sollen. Sie sollten jedoch kein grüblerisches, unangenehmes Wachliegen im Bett mehr praktizieren.
- Die Zeit außerhalb des Betts in der Nacht sollte nicht mit Essen verbracht werden, da sich der Körper auch dies merkt. Sie können versuchen, sich z. B. durch ein Buch abzulenken. Denken Sie daran, dass die nächtlichen Wachzeiten im Laufe all dieser Maßnahmen ohnehin immer kürzer werden.
- Suchen Sie das Bett während dieser Zeit auch tagsüber nicht auf. Das Bett sollte in den ersten Wochen dieser Maßnahme wirklich nur zum Schlafen benutzt werden.

Den Tag entspannen

Bekannte Entspannungstechniken sind Autogenes Training, Progressive Muskelentspannung, Yoga und Qigong. Probieren Sie aus, welches Verfahren für Sie persönlich das beste ist.

Entspannung ist das A und O jeder Schlaftherapie. Warum ist das so? Wir brauchen sie, um den Schlaf einleiten zu können. Was ist Entspannung überhaupt? Entspannung ist ein Nachlassen der psychischen und physischen Anspannung. Beides ist spürbar und v. a. lernbar. Ohne diese Entspannung, auch wenn sie nur sehr kurzfristig eintritt, ist Schlaf nicht möglich. Babys werden durch Schaukeln entspannt und Kleinkinder durch Gutenachtgeschichten oder -lieder. Bei Erwachsenen setzen sich zunehmend Alkohol und der abendliche Fernsehkonsum als Entspannungsmittel durch. Schlafmittel haben v. a. eine entspannende Wirkung, medizinisch ausgedrückt wirken sie sedierend. Entspannung bedeutet also, positive Gefühle auf der Basis einer nachlassenden körperlichen Anspannung.

Anspannung ist der natürliche Feind des Schlafs, und das ist genau das Problem vieler Schlafgestörter. Doch wie soll man sich entspannen, wenn man erneut nicht schlafen kann und am nächsten Tag leistungsfähig sein muss? Die Antwort lautet: durch Übung! Die meisten Insomniebetroffenen leiden unter einer Daueranspannung, die äußerlich nicht immer sichtbar ist. Diese Anspannung macht es einerseits möglich, mit relativ wenig Schlaf tagsüber noch zu funktionieren, sie verhindert jedoch auch entspanntes Einschlafen. Darum ist es umso wichtiger, Entspannungsverfahren zu lernen, um wieder abschalten zu können.

Es gibt nicht den Königsweg zur Entspannung. Jeder sollte die Methode finden, die ihm zusagt. Einige Menschen können sich gut durch Bewegung (z. B. Laufen) entspannen, andere hören Musik oder lesen ein schönes Buch. Es gibt verschiedene etablierte Verfahren, die helfen können. Die progressive Muskelentspannung nach Jacobson hat bei der Insomnie positive Effekte. In vielen Fällen helfen auch einfache Audio-CDs, die Entspannung anleiten. Dies hat den Vorteil, dass sich z. B. Berufstätige nicht an bestimmte Kurszeiten halten müssen.

Wenn Sie anfangen, sich mit der Entspannung zu beschäftigen, sollten Sie folgende Punkte bedenken:

- Suchen Sie sich ein Verfahren aus, das Ihnen persönlich zusagt. Dabei sollten Sie sich und der Entspannung eine Chance geben! Kritische Vorurteile wie „Das bringt ja doch nichts!" führen in der Tat zu genau diesem Ergebnis.
- Üben Sie Entspannung nicht nachts im Bett ein. Das Bett ist kein Schulungsort. Wenn Sie lernen wollen, sich zu entspannen, sollten sie dies tagsüber oder vor der Bettzeit machen. Eine bereits erlernte Methode kann jedoch im Bett angewandt werden.
- Entspannungseinheiten sollten lieber mehrmals und dafür täglich stattfinden. Es reicht nicht, wenn Sie sich in einem Kurs einmal in der Woche richtig entspannen. Der Körper sollte öfter am Tag einen Entspannungsreiz bekommen. Dabei reichen schon zehn Minuten aus.

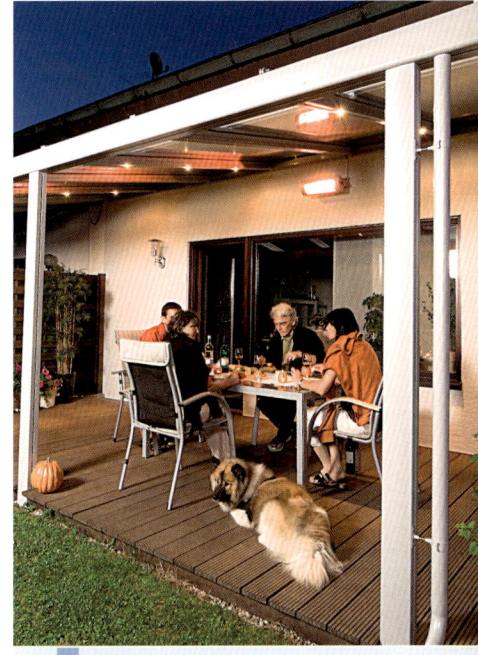

INFO

SCHADET SPÄTES ESSEN DEM SCHLAF?

Es gibt keine Studie, die nachweisen konnte, dass spätes Essen dem Schlaf schadet. Es gibt Millionen Mittelmeerbewohner, die nicht nur spät am Abend, sondern sogar spät in der Nacht essen und keine Schlafstörungen haben. Je mehr wir den Schlaf vorbereiten, desto mehr verflüchtigt er sich. Sobald Sie eine Folgerung wie „Wenn ich dieses oder jenes tue, kann ich schlechter schlafen" anstellen, haben Sie den Schlaf schon vertrieben, egal, ob sie die Maßnahme dann durchführen oder nicht. Jemand, der glaubt, dass er nach Sport am späten Abend schlecht schlafen kann, wird dies auch tun. Genauso wie jemand, der meint, dass der Schlaf vor Mitternacht der beste sei. Darum: Weg mit den vielen „Verwirr-Regeln"!

Wenn Sie merken, wie Sie sich entspannen können, spüren Sie vielleicht auch, wie angespannt Sie sonst sind. Entspannungsübungen sind kein Zaubermittel. Sie geben uns lediglich den Pegelstand der Anspannung bzw. der Entspannung an, die erreicht werden kann. Wenn Sie den Rest des Tages „hochtourig fahren", ist Entspannung natürlich nur ein kleiner Tropfen, der aber eine Welle in Gang bringen kann.

Die häufigsten Fehler in puncto Schlaf

Viele falsche Verhaltensweisen bezüglich des Schlafs resultieren aus inkorrekten Einstellungen und Erwartungen. So wird Schlaf beispielsweise als ein Prozess betrachtet, der sich auf Wunsch oder auf Kommando herbeiführen lässt. Das ist aber nicht der Fall. Wenn man jedoch die Voraussetzungen für guten Schlaf kennt, lassen sich Ein- und Durchschlafstörungen vermeiden. Im Folgenden sehen Sie die typischen Fehler:

- Ins Bett gehen, ohne müde zu sein. Die Erwartung, dass sich der Schlaf auch ohne Müdigkeit einstellt, ist ein Wunschdenken. Sich wach ins Bett zu begeben, resultiert i. d. R. in einer verlängerten Schlaflatenz. Im schlimmsten Fall werden Sie ungeduldig, sind frustriert und werden immer wacher statt schläfriger.
- Vor der geplanten Bettzeit einschlafen. Das abendliche Nickerchen vor dem Fernseher auf dem Sofa ist für viele verführerisch und nimmt leider viel von dem Schlafdruck weg, den Sie für die Nacht brauchen. Auch wenn es Menschen gibt, die erst vor dem Fernseher und dann im Bett schlafen können, ist dies für Personen, die zu gestörtem Nachtschlaf neigen, fatal.
- Sich im Bett ärgern. Das Bett sollte so positiv wie möglich geprägt werden. Jede negative Assoziation führt dazu, das der Ort Bett wiederum negative Gefühle hervorrufen kann. Jeder, der lange krank im Bett gelegen hat, weiß, wie überdrüssig man dieses Orts werden kann. Je häufiger Sie sich im Bett ärgern, desto eher ruft das Bett unangenehme Gefühle hervor. Die Anspannung steigt und erschwert das Einschlafen. Darum lieber aufstehen, wenn nachts der Ärger im Bett aufsteigt.

- Sich mit den guten Schläfern vergleichen. Die Schlafenszeiten der anderen Menschen mit seinen vergleichen, kann zu falschen Erwartungen und damit zur Frustration führen. Auch wenn alle in der Familie Langschläfer sind und acht Stunden durchschlafen können, sagt das nichts über Ihr natürliches Schlafbedürfnis aus. Vielleicht brauchen Sie nur fünf oder sechs Stunden Schlaf?
- Beim nächtlichen Erwachen sofort auf die Uhr schauen. Der Blick nachts auf die Uhr kann harmlos sein, im Falle einer ängstlichen Grundhaltung gegenüber dem eigenen Schlaf jedoch zu einer erhöhten Anspannung führen. Im ungünstigen Fall stellen Sie fest, dass Sie „schon wieder" aufgewacht sind. Dieses „schon wieder" wird manifest, wenn es mit einer Uhrzeit verbunden ist. Viele Schlafgestörte fangen an, sich systematisch bezüglich des nächtlichen Aufwachens zu beobachten. Die Uhrzeit ist dabei eine fatale Hilfestellung.

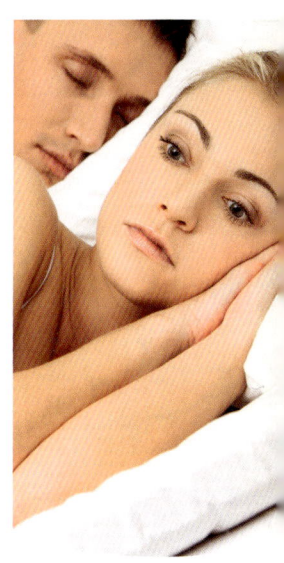

Umdenken: Weg vom Schlaf ist hin zum Schlaf

Wenn Sie nun alle Maßnahmen getestet haben, steht die letzte und schwierigste an. Sie sollen versuchen, sich wie Baron Münchhausen am eignen Zopf aus dem Sumpf zu ziehen und nicht mehr an den Schlaf zu denken. Kann man willkürlich an etwas nicht mehr denken? Natürlich nicht, aber man kann versuchen, dem Thema Schlaf weniger Raum zu lassen.

Benehmen Sie sich so, als hätten Sie keine Schlafstörung und beginnen Sie wieder mit all den Sachen, an denen sie Spaß hatten und die sie wegen der Schlafstörung aufgegeben haben. Gehen Sie abends wieder essen, gönnen Sie sich einen Kaffee nach dem Mittagessen, machen Sie abends Sport, wenn Sie wollen, und schauen sich eine aufregende Komödie an. Legen Sie die Zeitschriftenartikel über Schlaf beiseite und schauen Sie sich keine Gesundheitssendungen mehr über den Schlaf an. Vermeiden Sie Gespräche über den Schlaf. Schauen Sie nachts nicht mehr auf die Uhr! Erkundigen Sie sich im Reisebüro nicht mehr nach einem besonders ruhigen Zimmer,

Je mehr Erwartungen Sie an den Schlaf stellen, desto eher wird er sie enttäuschen. Arbeiten Sie an Ihrer Entspannungsfähigkeit und nicht an Ihrem Schlaf.

lassen Sie mal die Vorhänge halb offen und die Entspannungs-CD aus dem Schlafzimmer verschwinden. Es gibt viele Dinge, die Sie wieder einführen sollten. Je normaler Sie sich dem Thema Schlaf gegenüber geben, desto mehr ebnen Sie ihm den Weg.

Denken Sie daran, dass Ihr altes schlafbezogenes Schonverhalten bezüglich des Schlafes nichts genutzt hat und geben Sie dieser neuen Einstellung eine Chance.

> **TIPP**
>
> **In fünf Schritten zum guten Schlaf:**
>
> - Bett- und Schlafzeiten protokollieren
> - jeden Tag zur gleichen Zeit aufstehen und nicht länger als sieben Stunden im Bett bleiben
> - nur ins Bett, wenn man müde und schläfrig ist
> - täglich mehrmals kurz entspannen
> - Thema Schlaf vermeiden

TIPP
WIE SPÄT IST ES DENN SCHON?

Der erste suchende Blick von Schlafgestörten nachts ist der auf die Uhr, mit fatalen Folgen. Warum? Erstens ist das Ablesen der Uhrzeit schon eine Leistung des Gehirns, die wacher macht. Zweitens wird nach Feststellen der Uhrzeit i. d. R. eine mathematische Aufgabe gelöst, nämlich, wie lange man schon im Bett liegt und wie viel Zeit man noch im Bett vor sich hat. Das macht noch wacher. Drittens wird nach erfolgreicher Lösung dieser Aufgabe normalerweise ein Urteil gefällt: entweder dass es gut oder dass es schlecht ist. Letzteres geht nicht ohne Emotion und macht endgültig wach. Drehen Sie die Uhr immer weg und schauen Sie nachts nicht mehr darauf.

Aussicht auf Besserung

Wenn Sie diese Maßnahmen mindestens zwei Wochen konsequent (d. h. auch am Wochenende) durchführen, geben Sie dem natürlichen Schlaf wieder eine Chance. Dieser kann sich wieder bessern, auch wenn viele Schlafgestörte daran nicht mehr glauben können.
Falls sich trotz konsequenter Durchführung dieser Maßnahmen keine Besserung zeigt, sollten Sie sich bei Ihrem Hausarzt vorstellen. Dieser kann Sie bei Bedarf an ein Schlaflabor in der Nähe überweisen. Vielleicht haben Sie etwas übersehen oder es gibt andere Gründe für die Schlafstörung.

Das Wichtigste auf einen Blick

Wie soll ich anfangen, etwas an meinen Schlafstörungen zu ändern?
Verschaffen Sie sich zu Beginn der Behandlung einen Überblick über Ihren Schlaf und Ihre Bettzeiten. Dazu bietet sich die tägliche Dokumentation in einem Schlafprotokoll an. Dies sollten Sie eine Woche lang tun, bevor Sie etwas verändern.

Wie verbessere ich meinen Schlaf?
Versuchen Sie, einen festen Aufstehzeitpunkt mindestens über zwei Wochen jeden Tag einzuhalten. Sie geben Ihrem Körper so die Chance, einen festen Zeitpunkt für den Aufbau eines gesunden Schlafdrucks zu erkennen. Durch das konsequente Wachbleiben bis zu dem Zeitpunkt, an dem Sie ins Bett gehen, können Sie dann so viel Schlafdruck aufbauen, dass sich der Schlaf verbessert.

Was tue ich, wenn ich nachts aufwache?
Vermeiden Sie verärgertes oder grüblerisches Wachliegen im Bett und benutzen Sie Ihr Bett die ersten zwei Wochen nur zum Schlafen. Stehen Sie auf und lenken Sie sich ab, z. B. durch Lesen.

Was kann ich tagsüber tun?
Üben Sie Entspannung und versuchen Sie, den Tag ruhiger angehen zu lassen. Wichtig dabei ist, dass Ihnen die Entspannung Spaß macht.

Soll ich meine Einstellung zum Schlaf ändern?
Ja! Versuchen Sie, sich immer weniger mit ihren Schlaf und Ihren Schlafstörungen im Allgemeinen zu beschäftigen, damit Sie wieder ein natürliches Verhältnis zum Schlaf erlernen können.

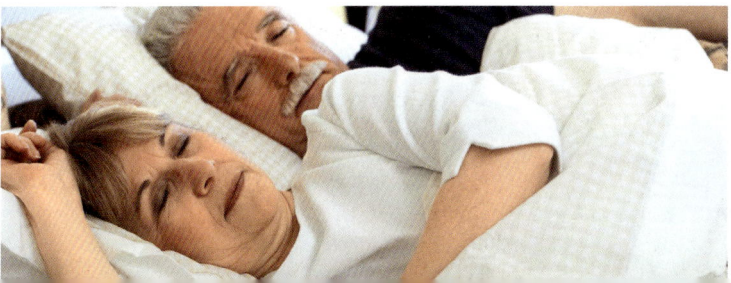

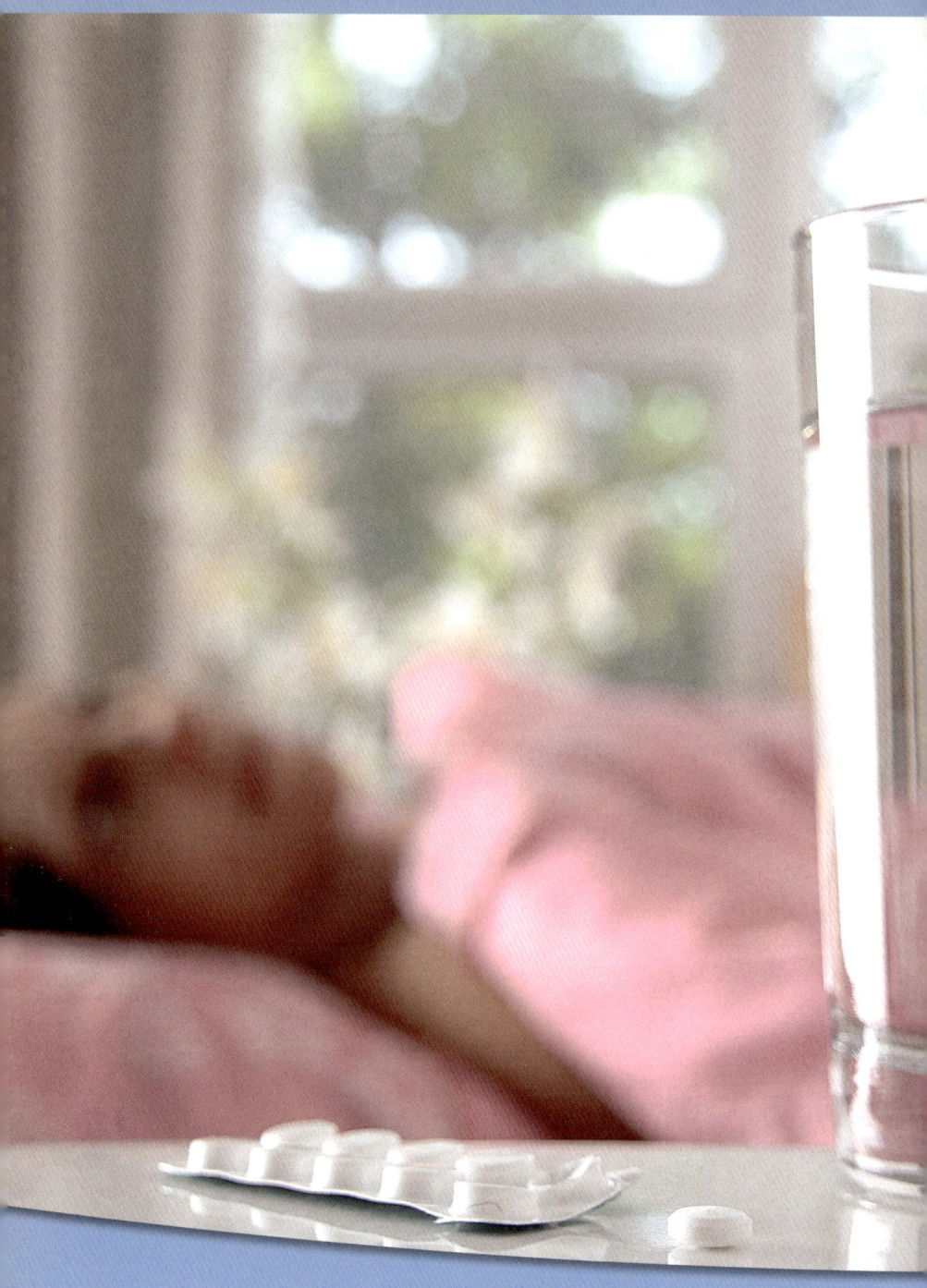

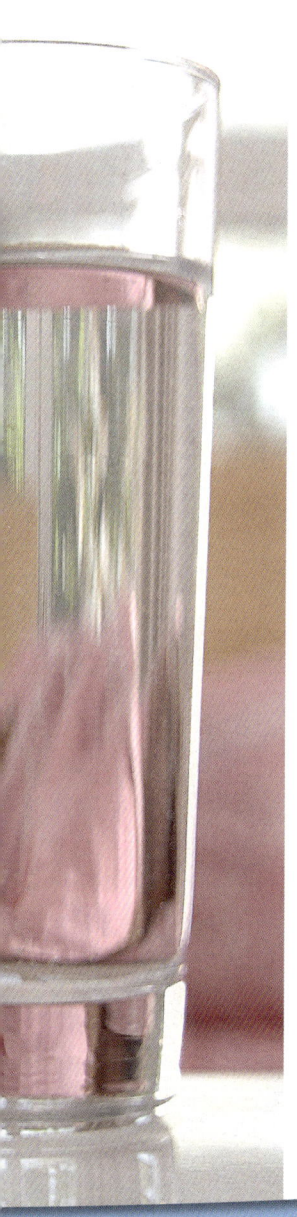

Die Medikamentensprechstunde

Was ist beim Einsatz von Schlafmitteln zu beachten? In diesem Kapitel erfahren Sie mehr über das Für und Wider, die Einnahmedauer, Wirkung und Nebenwirkungen. Außerdem werden die häufigsten Schlafmittel vorgestellt.

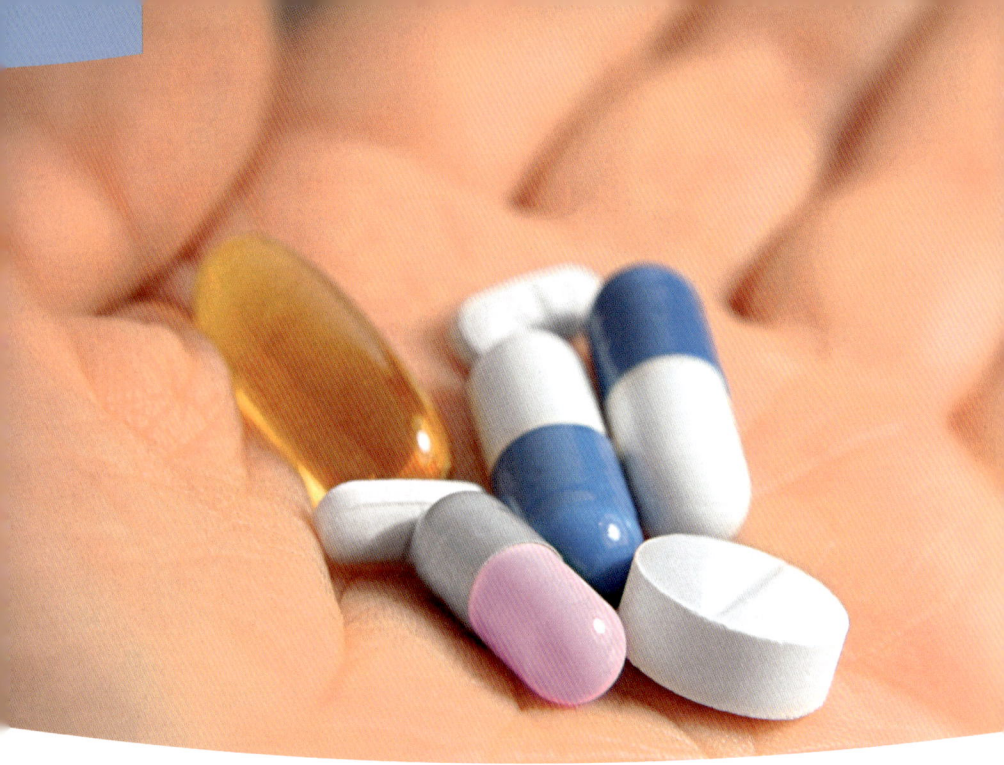

Schlafmittel – ja oder nein?

Millionen von Menschen nehmen Schlafmittel. Dennoch wird ihre Einnahme insbesondere bei Schafgestörten häufig misstrauisch, ja mitunter sogar ablehnend betrachtet. Woran liegt das? Viele Menschen mit Schlafstörungen glauben, dass der Schlaf mit Schlafmitteln ein „künstlicher" ist und wollen lieber einen „natürlichen" Schlaf. Darüber hinaus fürchten viele Patienten die Nebenwirkungen und v. a. die Abhängigkeitseffekte. Was ist nun dran an all diesen Befürchtungen?

Schlafmittel waren jahrzehntelang die Behandlung der ersten Wahl bei Schlafstörungen. Alternative Methoden (s. ab S. 99 ff.) waren bis vor ca. 15 Jahren kaum bekannt. So war die Alternative zu Schlafmitteln lange Zeit lediglich Behandlungsmethoden außerhalb des schulmedizinischen Bereichs. Darum sind es heute oft noch v. a. ältere Patienten, die mit einem starken Schlafmittel zur Sprechstunde kommen und kaum glauben können, dass eine Verbesserung des Schlafs auch ohne möglich sein könnte. Heutzutage sind Schlafmittel nicht mehr die alleinige Therapieform der ersten Wahl, obgleich Sie immer noch einen Grundpfeiler in der Behandlung der Insomnie darstellen. In manchen Fällen kann der Körper alleine und/oder mit Unterstützung psychotherapeutischer Methoden wieder in den Schlaf finden. In anderen Fällen sind Schlafmittel jedoch entweder eine gute ergänzende Unterstützung oder tatsächlich als alleinige Therapie angemessen. Schlafmittel können grundsätzlich hilfreich sein, sollten jedoch unter ärztlicher Aufsicht eingenommen werden. Das gilt v. a. für rezeptpflichtige Mittel. Die Gründe hierfür werden im folgenden Kapitel dargelegt, in dem die häufigsten Fragen aufgelistet sind.

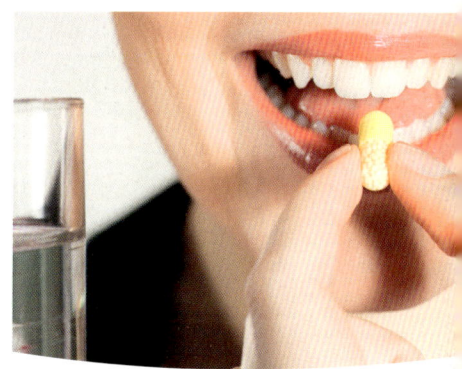

Wann sollten Schlafmittel eingesetzt werden?

Grundsätzlich kann man Schlafmittel bei jeder Form von Ein- und Durchschlafstörungen (s. S. 28 ff.) einsetzen, solange Sie keine bestehende andere Erkrankung verschlechtern. Die Einnahme von Schlafmitteln ist besonders dann geeignet, wenn schnell und effektiv behandelt werden soll. Dies ist z. B. bei Schlafstörungen als Reaktion auf Krisen der Fall oder auch bei plötzlich auftretenden Insomnien. Hier kann der Einsatz u. U. verhindern, dass sich die Schlafstörung als Insomnie verselbstständigt. Schlafmittel sind auch dann sinnvoll, wenn eine psychotherapeutische Therapie aus bestimmten Gründen nicht möglich ist.

Was ist vor der Einnahme von Schlafmitteln zu beachten?

Schlafmittel bekämpfen die Symptome, was eine kurzfristige Linderung der Beschwerden verschafft. Um eine ganzheitliche Besserung zu erzielen, muss jedoch die Ursache der Schlafprobleme behoben werden.

- Das Schlafmittel sollte so ausgewählt werden, dass es bestehende körperlich bedingte Schlafstörungen nicht verschlimmert. Zu diesen Schlafstörungen gehören v. a. schlafbezogene Atmungsstörungen (s. S. 45) und ein Restless-Legs-Syndrom (s. S. 48).
- Da bestimmte Substanzen tatsächlich Abhängigkeiten verursachen können, sollte vorher eine Suchtgefahr ausgeschlossen werden. Betroffene können oft besser selbst überprüfen als der Arzt, ob sie zu den „Suchttypen" zählen – und zwar, indem sie ehrlich folgende Fragen beantworten:

Trinken Sie gerne alleine Alkohol? Trösten Sie sich öfter mit einem oder auch mehreren Gläsern Alkohol, wenn Sie Probleme haben? Fällt es Ihnen schwer, mit dem Trinken wieder aufzuhören, wenn Sie einmal damit angefangen haben? Waren Sie schon oft betrunken? Wenn Sie diese Fragen positiv beantworten, sollte auf sogenannte Benzodiazepine (s. S. 102) als Schlafmittel verzichtet werden.

Frau Z. ist eine zarte ältere Dame mit chronischen Schlafstörungen. Sie kann zwar relativ rasch einschlafen, wacht dann aber mitten in der Nacht immer wieder auf. Tagsüber schläft sie gegen ihren Willen ein. Sie hat von ihrem Hausarzt ein Schlafmittel bekommen, und seitdem ist alles sehr viel schlimmer geworden. Sie wacht nun noch häufiger auf und fühlt sich morgens wie gerädert. Sie ist ganz verzweifelt, weil die Schlafmittel den Schlaf doch eigentlich verbessern sollten. Im Schlaflabor wurde schließlich ein ausgeprägtes Schlafapnoesyndrom (s. S. 45) festgestellt, eine schlafbezogene Atmungsstörung, die durch Beruhigungsmittel verschlimmert werden kann. Das Schlafmittel wurde sofort abgesetzt. Durch das Absetzen konnte dann eine deutliche Verbesserung erreicht werden.

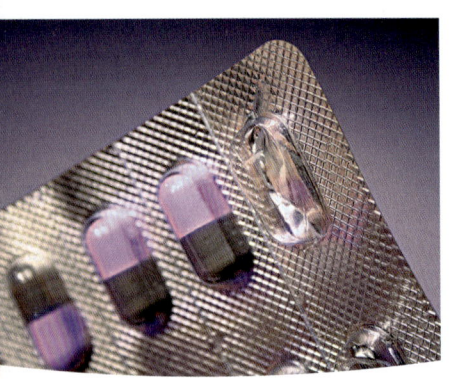

Schlafmittel wirken unterschiedlich

Es gibt keine einheitliche Wirkungsweise von Schlafmitteln, weil es nicht *das* Schlafmittel gibt. Es ist also nicht so, dass Schlafmittel nachweislich einen „fehlenden Schlafstoff" im Körper ersetzen oder einen bestehenden Defekt im Gehirn reparieren. Vielmehr unterstützen die verschiedenen Wirkstoffe bestimmte Botenstoffsysteme, von denen man weiß, dass sie am Schlaf beteiligt sind. Schlafmittel unterliegen dabei einer stetigen Weiterentwicklung, wobei versucht wird, die Wirkung der älteren Schlafmittel zu verbessern und Nebenwirkungen zu verringern.

Grundsätzlich kann man sagen, dass Schlafmittel so wirken, dass sie den Körper auf den Schlaf vorbereiten. Das bedeutet, sie führen zu einer körperlichen Entspannung und reduzieren psychische Anspannungsphänomene, wie Angst und vermehrtes Grübeln. Schlaf ist i. d. R. dann wieder möglich.

Dauer der Einnahme

Die meisten Schlafmittel sollten nur vier Wochen lang eingenommen werden. Diese beschränkte Zeit ist zum einen der Abhängigkeitsgefahr bestimmter Schlafmitteln geschuldet und zum anderen der Tatsache, dass Schlafmittel nur eine Einschlafhilfe sein sollen, die man vorübergehend in Anspruch nimmt. Schlafmittel sollen den Teufelskreis aus Angst, Erwartung und schlechtem Schlaf unterbrechen und kurzfristig Entlastung schaffen. Sie sind grundsätzlich nicht als Langzeittherapie gedacht. Eine längerfristige Einnahme ist jedoch möglich, wenn die Mittel nicht täglich eingenommen werden oder kein Abhängigkeitspotenzial bei dieser Substanz bekannt ist. Zur Art der Substanzen und Dauer der Einnahme kann Sie Ihr Arzt beraten.

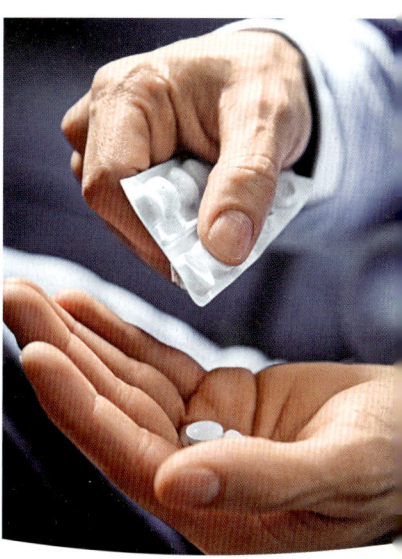

Zum Thema Abhängigkeit von Schlafmitteln

Machen Schlafmittel abhängig? Alles, was hilft, erscheint als unverzichtbar. Leider gibt es viele Insomniepatienten, die schon nach kurzer Zeit der erfolgreichen Einnahme eines Schlafmittels Probleme haben, darauf wieder zu verzichten. Dies liegt jedoch in den allermeisten Fällen nicht an einem Suchtpotenzial des Schlafmittels, sondern an dem Gefühl und der (falschen) Überzeugung, dass sie ohne dieses Mittel noch schlechter oder gar nicht mehr schlafen können. Das Abhängigkeitspotenzial von modernen Schlafmitteln ist sogar relativ gering im Vergleich z. B. zu Alkohol oder Nikotin und wird eher überschätzt. Dennoch gibt es Fälle von Abhängigkeit, weshalb grundsätzlich eine ärztliche Kontrolle der Schlafmitteleinnahme zu empfehlen ist.

Bei der Einnahme von Schlafmitteln zu beachten

Schlafmittel sind Medikamente, die eine bestimmte Wirkdauer und eine sogenannte Halbwertszeit haben. Letzteres bedeutet, dass der Körper die Wirkstoffe abbaut und hierzu eine bestimmte Zeit benötigt. Die Wirkdauer hingegen ist der Zeitraum, in der der Medikamenteneffekt andauert. Beides ist nicht identisch. Wichtig ist die Tatsache, dass ein Medikament über eine längere Zeit im Körper bleibt und hier eine Wirkung entfalten kann. Von daher sollte der Einnahmezeitpunkt eines Medikaments mit dem Arzt abgesprochen und sich auch daran gehalten werden. Sie sollten grundsätzlich folgende Regeln bei der Verwendung von Medikamenten beachten:

> **INFO**
> ## BEIPACKZETTEL
>
> Ein unkritischer Umgang mit Medikamenten ist der Therapie genauso wenig förderlich wie ein allzu kritischer. Da die Pharmaindustrie verpflichtet ist, alle möglichen Begleiterscheinungen, die bei Einnahme eines Medikaments aufgetreten sind, zu beschreiben, sind viele Patienten nach Durchsicht all dieser Symptome abgeschreckt. Das ist verständlich, wer möchte schon z. B. Übelkeit, Sehstörungen und Schwindel in Kauf nehmen, nur um wieder schlafen zu können. Andererseits, wenn bei Autobahnauffahrten aufgelistet wäre, was sich auf Autobahnen bereits alles zugetragen hat, würden diese sicher auch weniger befahren sein. Die Wahrscheinlichkeit, dass sich aufgelisteten Nebenwirkungen zeigen, i. d. R. sehr gering. Ihr Arzt kann dies am besten abschätzen und Sie beraten.

- Nehmen Sie das Schlafmittel in der von Ihrem Arzt empfohlenen Dosierung und zum angegebenen Einnahmezeitpunkt ein.
- Steigern Sie nicht eigenmächtig die Dosis.
- Nehmen Sie keine Medikamente mitten in der Nacht, da sich die Wirkung u. U. bis in den nächsten Tag hinein zeigen kann.
- Wenn Sie Ihr Schlafmittel reduzieren oder absetzen wollen, sollten Sie mit Ihrem Arzt über die Vorgehensweise sprechen.
- Nehmen Sie nicht mehrere Schlafmittel, es sei denn Ihr Arzt verordnet es.

Absetzen von Schlafmitteln

Absetzeffekte von Schlafmitteln hängen von der eingenommenen Substanz und der Dauer sowie der Häufigkeit der Einnahme ab. Ein typisches Absetzphänomen ist die sogenannte Reboundinsomnie. Das bedeutet, dass der Schlaf wieder so schlecht wie oder u. U. noch schlechter als vor der Einnahme sein kann. Dies ist jedoch nur vorübergehend und im Durchschnitt nach zwei bis fünf Tagen überstanden. Bei den sogenannten Benzodiazepinen (s. S. 102) kann es auch zu körperlichen Beschwerden kommen, wie z. B. Unruhe und Nervosität. Insgesamt gilt, je stärker die Wirkung des Schlafmittels, desto stärker auch die Absetzeffekte. Bei besonders stark beruhigend wirkenden Substanzen sollte man deshalb das Medikament langsam und in kleinen Schritten ausschleichen.

Einige Patienten nehmen lediglich aus Angst vor Absetzeffekten die Schlafmittel weiter. Dies ist mit Sicherheit falsch! Sie sollten in diesem Fall lieber früher als später aufhören.

Die Wahl des Schlafmittels sollte nach Abklärung der Schlafstörung durch den Arzt erfolgen.

Phänomen Gewöhnung

Ein Nachteil von Schlafmitteln ist der Gewöhnungseffekt. Das bedeutet, dass die Dosierung einer Substanz nach einiger Zeit nicht mehr den gewünschten Erfolg zeigt und der Schlaf sich wieder verschlechtert. Manchmal hilft eine Dosissteigerung. Allerdings kann es auch hier wieder zu einer Gewöhnung des Körpers an den Wirkstoff kommen. Um dies zu vermeiden, kann eine Bedarfstherapie helfen. Dabei nehmen Sie das Medikament nicht täglich, sondern nur bei Bedarf. Das könnten beispielsweise Nächte vor außergewöhnlichen Ereignissen oder die Nacht von Sonntag auf Montag sein, wenn Sie von den Schlafzeiten des Wochenendes auf den Arbeitsrhythmus umstellen müssen.

Die Wahl des Schlafmittels

Die individuelle Abstimmung hängt von Ihrem Alter, von Ihrer körperlichen Konstitution, Ihren Begleiterkrankungen und nicht zuletzt von der Art Ihrer Schlafstörungen ab und sollte von Ihrem Arzt entschieden werden.

Schlafmittel Alkohol?

Ist Alkohol ein Schlafmittel? Ja, aber das schlechteste, das es auf dem Markt gibt. Alkohol hat eine beruhigende Wirkung und kann müde machen. Das Problem ist, dass er unbestritten ein großes Suchtpotenzial hat und v. a. einen deutlichen Gewöhnungseffekt. Wenn Alkohol chronisch oder auch kurzzeitig in ungewohnt hohen Mengen konsumiert wird, kann er zudem den Schlaf verschlechtern, indem er zu Früherwachen führt. Daher sollte das abendliche Bier zum Einschlafen eher die Ausnahme bleiben.

Pflanzliche Mittel

Bezeichnungen können sehr suggestiv sein. Genauso wie der Begriff Tiefschlaf fälschlicherweise suggeriert, dass nur in diesem Schlafstadium tief geschlafen wird, hat der Begriff „pflanzlich" die Aura von gesund und harmlos. Der Vorteil dieser meist rezeptfreien Medikamente ist in der Tat, dass Sie weniger Nebenwirkungen haben und i. d. R. über einen langen Zeitraum eingenommen werden können. Der Nachteil ist, dass sie leider auch weniger Wirkung als chemische haben und zudem weniger streng untersucht sind. So gibt es im Gegensatz zu den rezeptpflichtigen Medikamenten überwiegend Erfahrungsberichte und nur wenige klinische Studien über pflanzliche Medikamente.

Hinzu kommt, dass pflanzliche Inhaltsstoffe, anders als chemische Stoffe, schlechter zu extrahieren sind. Eine Pflanze hat natürlicherweise mehrere Inhaltsstoffe und welche dieser Stoffe in welcher Dosierung eine Wirkung hat, ist bei den meisten pflanzlichen Mitteln noch unbekannt. Noch schwieriger ist es, den Weg der Wirkung, also den Wirkungsort im Körper, zu bestimmen und zu erklären. Die meisten bekannten pflanzlichen Mittel haben also lediglich aufgrund ihre langen Tradition und Geschichte ihren berechtigten Platz in der Heilkunde.

TIPP
BEVOR SIE EIN SCHLAFMITTEL NEHMEN

Prüfen Sie, ob

- Sie durch eine Verhaltensänderung eine Schlafverbesserung erreichen können.
- Sie nicht eine körperlich bedingte Schlafstörung haben.
- Lassen Sie sich erst die kleinste Packung verschreiben und versuchen Sie mit dieser so lange wie möglich auszukommen.
- Nehmen Sie nicht mehrere Schlafmittel auf einmal ein.
- Nehmen Sie keine Schlafmittel während der Nacht ein.

Baldrian & Co.

Valeriana officinalis L. ist der Name des Echten Baldrians, einer uralten Heilpflanze, deren Name sich aus der römischen Provinz Valeria bei der Donau ableiten soll. Die Wirkung wird kontrovers diskutiert und es ist nicht erwiesen, welche der im Wesentlichen fünf Inhaltsstoffe welche Wirkung hat. Man spricht dieser Pflanze jedoch eine beruhigende, anspannungslösende und somit auch schlaffördernde Wirkung zu. Trotz der insgesamt dünnen wissenschaftlichen Datenlage bei pflanzlichen Schlafmitteln im Allgemeinen ist Baldrian noch am besten untersucht. Studien bescheinigen der Pflanze eine positive Wirkung auf das Einschlafen, insbesondere bei leichten Insomnien. Weitere pflanzliche Mittel, ebenfalls mit einem beruhigenden Wirkspektrum, sind Johanniskraut und Hopfen.

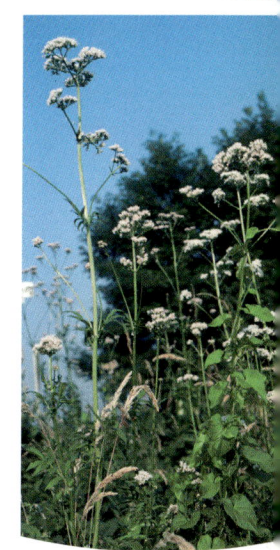

Homöopathie

Es gibt immer wieder sensationelle Erfahrungsberichte, in denen Homöopathie bei Schlafstörungen oder auch bei anderen Beschwerden hilft. Leider bleibt es bei diesen Erfahrungsberichten, und es fehlen zum Thema Schlafstörungen noch umfassende wissenschaftliche Studien, was nicht heißt, dass dies grundsätzlich auszuschließen ist.

Melatonin

Die Schlafforschung ist seit ihrem Bestehen auf der Suche nach dem „Schlafstoff". Der Wunsch nach diesem einen Botenstoff speist sich aus dem Bedürfnis nach Erklärung für das, was wir Schlaf nennen. Melatonin ist einer dieser gefeierten Protagonisten. Das Hormon wird bei Dunkelheit in der Zirbeldrüse ausgeschüttet. Ausgehend von der Hypothese, dass Melatonin dem Körper Schlafsignale gibt, wird nun seit Jahren versucht, seine Wirkung zu imitieren. So ist z. B. retardiertes Melatonin als Schlafmittel bei über 55-Jährigen zugelassen. Gute Behandlungserfolge gibt es außerdem bei jetlagbedingtem gestörtem Schlaf. Vor kritikloser Einnahme von Melatoninpräparaten aus dem Ausland ist abzuraten, da diese häufig nicht der hier in Deutschland üblichen Arzeneimittelprüfung unterzogen wurden. Fakt ist, dass die Rolle des Melatonins als Schlafmittel die Schlafforschung weiterhin beschäftigt.

Benzodiazepine

Benzodiazepine wirken grundsätzlich angstlösend und beruhigend und haben auch eine nachgewiesene schlafanstoßende Wirkung. Seit der Vorstellung des ersten Benzodiazepins 1977 sind viele verschiedene Medikamente aus dieser Stoffgruppe entwickelt worden. Es gibt Benzodiazepine mit einer eher muskelentspannenden, angstlösenden oder einer überwiegend schlafanstoßenden Wirkung. Auch wenn die einzelnen Medikamente unterschiedliche Schwerpunkte setzen, ist die Wirkung insgesamt doch immer eine beruhigende und spannungslösende.

Benzodiazepine werden in kurz, mittel und lang wirksamen Mitteln eingeteilt. So kann die Wirkung besser der jeweiligen Störung angepasst werden. Wenn z. B. lediglich Einschlafstörungen bestehen, kann ein kurz wirksames Benzodiazepin ausreichen. Falls eine erhöhte Anspannung und Ängstlichkeit am nächsten Tag mitbehandelt werden sollen, kann auch ein lang wirksames Benzodiazepin gegeben werden.

Diese als sehr vielversprechende Stoffgruppe vorgestellten Medikamente haben lange Zeit den Schlafmittelmarkt beherrscht, bis die ersten kritischen Beobachtungen zeigten, dass sie leider auch unerwünschte Nebenwirkungen haben. Ein Problem bei den Benzodiazepinen ist die Gefahr der Abhängigkeit. Darum sollte hier die vorgeschriebene Dauer der Einnahme nicht überschritten werden. Eine weitere Gefahr ist die muskelentspannende Wirkung, die insbesondere bei älteren Menschen die Sturzgefahr nachts erhöhen kann. Schließlich können Benzodiazepine die Atmung verschlechtern und sollten nicht bei bestehenden schlafbezogenen Atmungsstörungen gegeben werden.

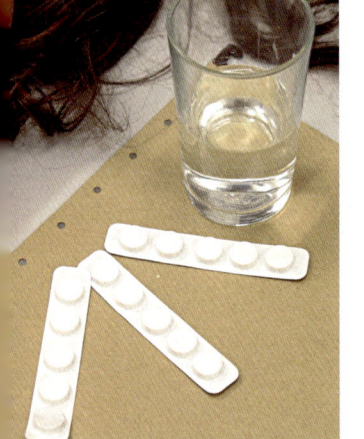

Z-Substanzen

Zaleplon, Zolpidem und Zopiclon, die sogenannten Z-Substanzen, sind wirken ähnlich wie Benzodiazepine. Sie sind speziell für Schlafstörungen entwickelt worden und haben ein deutlich geringeres Abhängigkeitsrisiko. Sie sind verschreibungspflichtig und sollten ebenfalls nur vier Wochen lang eingenommen werden. Es gibt jedoch für diese Substanzgruppen mittlerweile Studien, die zeigen, dass auch eine längere Einnahme nicht problematisch ist. Zudem kann hier in Form einer sogenannten kontrollierten Bedarfsintervalltherapie behandelt werden. Das bedeutet, Sie können die Schlafmittel über die Woche verteilt an maximal drei geplanten Tagen nehmen. So vermindert sich die Gefahr eines Gewöhnungseffekts.

Antidepressiva

Aus der Gruppe der Antidepressiva stehen hierfür einige Substanzgruppen zur Verfügung, die niedrig dosiert am Abend eingenommen werden können. Ein entscheidender Vorteil dabei ist die Tatsache, dass Antidepressiva nicht abhängig machen und über einen unbegrenzt langen Zeitraum genommen werden können.

Der Nachteil sind mögliche Nebenwirkungen, wie z. B. Gewichtszunahme. Des Weiteren können bestimmte Antidepressiva sich je nachdem, um welche Substanz es sich handelt, u. U. nachteilig auf bereits bestehende Krankheiten auswirken.

Neuroleptika

In seltenen Fällen können auch sogenannte Neuroleptika verschrieben werden. Diese haben vor allem einen dämpfenden Effekt und wirken so u. U. schlafanstoßend. Auch hier besteht der Vorteil, dass keine Abhängigkeitsgefahr besteht, allerdings ebenfalls der Nachteil unerwünschter Nebenwirkungen, wie z. B. Bewegungsstörungen. Neuroleptika werden normalerweise bei psychischen Erkrankungen gegeben und sollten im Falle einer Insomnie eher zurückhaltend und niedrig dosiert eingesetzt werden.

> **INFO**
>
> ## PLACEBO – DIE ZAUBERPILLE?
>
> Im Zuge der immer strenger werdenden Auflagen bei Pharmastudien muss ein neues Schlafmittel gegen ein bewährtes und ein sogenanntes Placebopräparat, also ein Scheinmedikament, getestet werden. Die Versuchspersonen bekommen eine Pille, die genauso aussieht und schmeckt wie das neue, zu testende Medikament, aber keine Wirkstoffe enthält. Der Effekt, den dieses Präparat hätte, wäre also ein rein psychologischer. Nun ist jedoch die Insomnie eine Störung, die zum überwiegenden Teil psychologisch aufrechterhalten wird. Deshalb würde man hier eine starke Placebowirkung erwarten und genau das ist der Fall. Es gibt Studien, die zeigen, dass auch nach der Einnahme eines Placebopräparats die Schlafstörung sofort besser wird. Das bedeutet, dass allein der Glaube an einen helfenden Wirkstoff schon einen therapeutischen Effekt hat. Placebowirkungen gibt es natürlich nicht nur bei der Insomnie, sondern auch bei anderen Krankheitsbildern in der Medizin. Wahrscheinlich beruhen viele alte Therapiemethoden auf Placeboeffekten, und auch die Kosmetikindustrie lebt zum gewissen Teil davon. Bei der Insomnie zumindest führt die Erwartung, durch ein Medikament schlafen zu können, zu einer Entspannung, die Schlaf wenigstens vorübergehend wieder möglich macht.

Medikamentensprechstunde

Was heißt Medikamentenabhängigkeit?

Frau A. nimmt seit Jahren ein Benzodiazepin und zwar immer das Gleiche. Ihr Hausarzt hatte es ihr damals verschrieben. Als dieser seine Praxis einer neuen, jungen Ärztin übergibt, will diese es Frau A. nicht mehr verschreiben. Sie meint, es sei zu stark und mache abhängig. Außerdem nehme sie an, dass Frau A. bereits abhängig sei. Diese ist stark verunsichert. Sie nimmt das Medikament seit Jahren in einer sehr geringen Dosierung. Dabei versucht sie, die Tablette zu teilen, eine „kleine Ecke" genügt ihr schon. Aber ganz ohne kann sie es sich auch nicht mehr vorstellen. Obwohl sie mit diesem Medikament auch nur stundenweise schläft, weiß sie genau, dass sie ohne Medikament „keine Minute" schlafen würde. Das neue Mittel der Ärztin hilft überhaupt nicht. Frau A. will sich jetzt einmal in einer Schlafsprechstunde vorstellen.

Die Frage, ob ein langjähriger Gebrauch von Schlafmittel mit einer Abhängigkeit gleichzusetzen ist, kann nur im individuellen Fall entschieden werden. Aber wodurch zeichnet sich Abhängigkeit von Schlafmitteln aus? Wenn wir umgangssprachlich von Abhängigkeit sprechen, meinen wir die Tatsache, dass man ohne das Mittel nicht mehr zurechtkommt. In der internationalen Klassifikation für psychische Störungen müssen jedoch bestimmte Kriterien erfüllt sein, bevor die medizinische Diagnose einer Abhängigkeit erfüllt ist. Wesentliches Kriterium hierfür ist, dass der Konsum einer bestimmten Substanz aufgrund der positiven Wirkung fortgesetzt wird, obwohl der nachweislich schädigende Effekt dem Konsumenten bewusst ist. Und dass dies mit einer immer weiter ansteigenden Dosierung getan wird. Da Schlafgestörte die Schlafmittel jedoch nicht um ihrer selbst willen konsumieren, ist hier selten echte Abhängigkeit zu finden. Schlafmittel sind eine sehr hilfreiche Methode, um gestörten Schlaf rasch und effektiv zu behandeln. Sie sollten nicht verteufelt, aber auch nicht kritiklos eingenommen werden. Der Einsatz sollte nach Untersuchung der körperlichen und psychischen Situation ärztlich kontrolliert erfolgen. Als Langzeitbehandlung sind sie unter Vorbehalt bei bestimmten Schlafstörungen angemessen.

Rezeptpflichtige Schlafmittel sollten nur unter ärztlicher Kontrolle genommen werden.

Das Wichtigste auf einen Blick

Bei welchen Schlafstörungen sind Schlafmittel sinnvoll?
Schlafmittel können grundsätzlich bei jeder Art von Insomnie, also bei Ein- oder Durchschlafstörungen oder auch beim Früherwachen, eingesetzt werden. Sie eignen sich besonders gut, um kurzfristig auftretenden gestörten Schlaf schnell zu behandeln. Bei chronischen Insomnien sollte neben einer gezielten Ursachenabklärung auch nichtmedikamentöse Verfahren eingesetzt werden.

Was ist vor der Einnahme von Schlafmitteln zu beachten?
Grundsätzlich sollte die Einnahme von Schlafmitteln ärztlich kontrolliert werden. Vor der Einnahme sollte vor allem eine genaue Abklärung der Schlafstörung erfolgen, da sich durch einige Schlafmittel bestimmte körperlich bedingte Schlafstörungen verschlechtern könnten.

Wie wirken Schlafmittel?
Schlafmittel entspannen den Körper i. d. R. so, dass Schlaf möglich ist. Die positive Wirkung von Schlafmitteln ist also der rasch eintretende und zuverlässige Schlaf. Nachteile können unerwünschte Nebenwirkungen und ein Gewöhnungseffekt sein.

Wie lange kann man Schlafmittel nehmen?
Die Einnahmedauer richtet sich nach der Art des Schlafmittels. Es gibt Schlafmittel, bei denen eine zeitlich begrenzte Einnahmedauer empfohlen wird, da sonst die Gefahr einer Gewöhnung oder Abhängigkeit besteht. Es gibt jedoch auch andere Medikamente, die schlafanstoßend wirken und keine begrenzte Einnahmedauer haben.

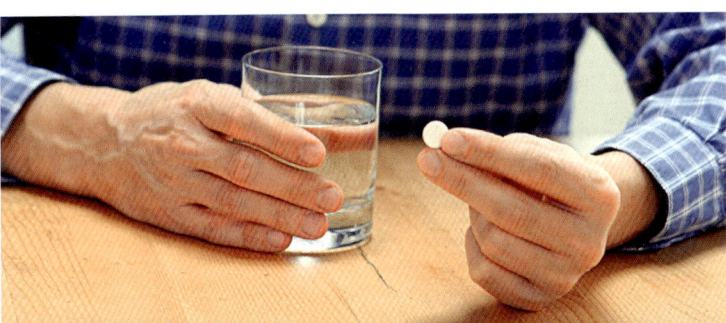

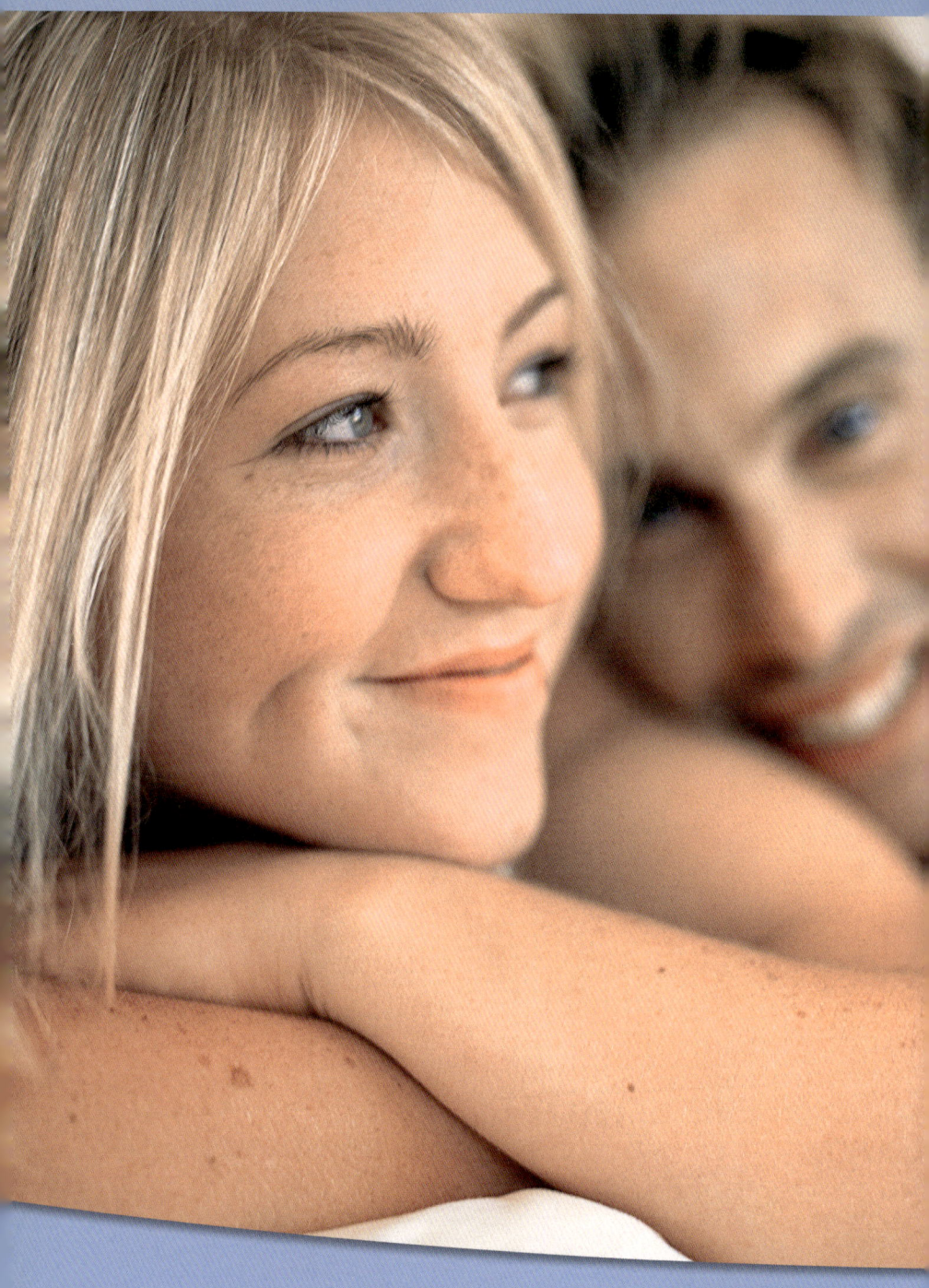

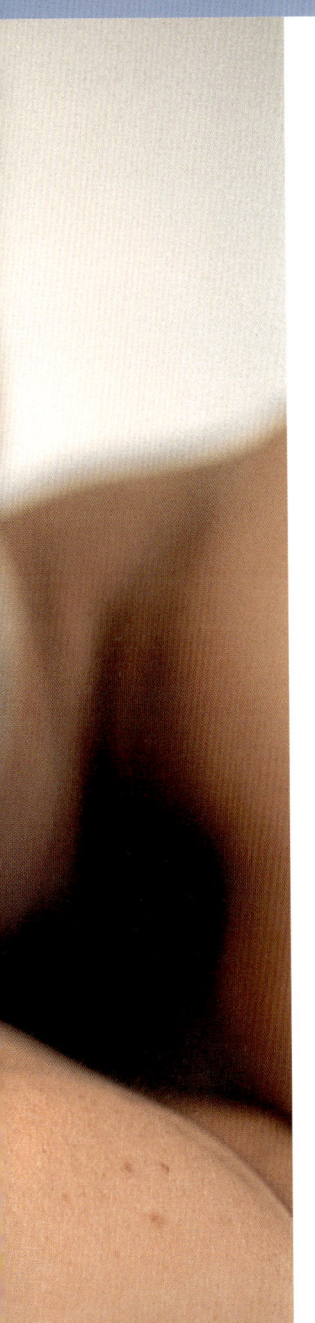

Wie kann ich die Entstehung von Schlafstörungen verhindern?

Vorbeugung ist die beste Heilung! Was Sie tun können, damit Schlafstörungen gar nicht erst auftreten, zeigt Ihnen dieses Kapitel. Dabei spielen eine körperliche Gesundheit und ein entspannter Geist eine wichtige Rolle.

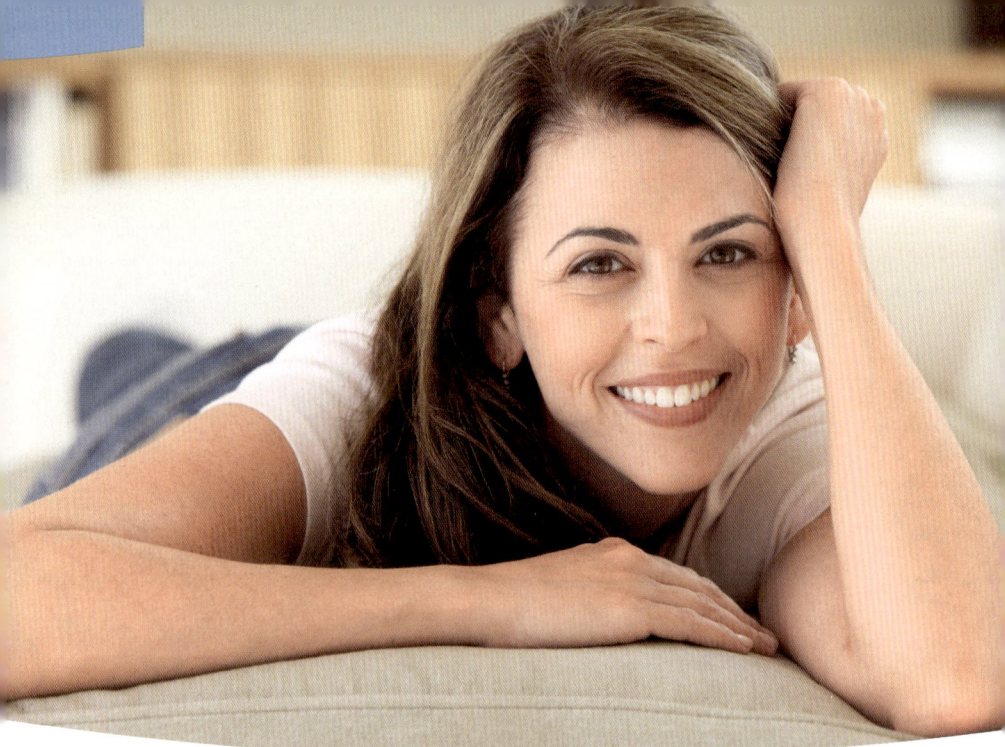

Schlafstörungen vorbeugen

Die Frage, ob man das Auftreten von Schlafstörungen verhindern kann, muss mit einem ehrlichen „Jein" beantwortet werden. Man kann sein Verhalten so ausrichten, dass das Auftreten von gestörtem Schlaf unwahrscheinlich wird. Die Verhinderung einer Schlafkrankheit wie der Narkolepsie (s. S. 54) oder eines Restless-Legs-Syndroms (s. S. 48) hingegen ist nicht möglich. Das „neudeutsche" Wort Schlafhygiene bedeutet analog zu anderen medizinisches Bereichen – wie z. B. Zahnhygiene – dass das Schlafverhalten so geschult wird, dass gestörter Schlaf nicht auftritt. Wenn man sich regelmäßig die Zähne putzt, sinkt die Wahrscheinlichkeit, Karies zu entwickeln. Wenn Sie sich, was den Schlaf betrifft, von Anfang an richtig verhalten, ist es unwahrscheinlich, eine Insomnie zu entwickeln. Aber nicht nur Verhaltensweisen rund um den Schlaf sind wichtig, sondern auch eine gesunde Psyche und körperliche Fitness machen das Auftreten von Schlafstörungen unwahrscheinlich.

Schlafhygiene bedeutet, sich so zu verhalten, dass das Auftreten von gestörten Schlaf unwahrscheinlich wird. Schlafhygiene ist lernbar.

Schlafhygiene

Susanne will nicht ins Bett. Sie hat ihre Zähne geputzt und ihren Schlafanzug an und schaut ihre Mutter mit hellwachen Augen an. Diese findet, dass 20:30 Uhr für ein Kind in der zweiten Klasse entschieden zu spät ist, um noch irgendetwas anderes zu tun als zu schlafen. Das Thema „Ich kann nicht schlafen" kennt sie, seitdem Susanne auf der Welt ist. Sie beneidet andere Eltern, die ihre Kinder spätestens um 19:30 Uhr ins Bett gebracht haben. Ihre Tochter konnte noch nie schnell einschlafen, es sei denn, sie geht erst um knapp 22:00 Uhr ins Bett. Sie hat schon alles versucht, Rituale, Vorlesen, Schimpfen und Drohen. Ihre Tochter hat keine Angst in der Dunkelheit, sie will auch nicht kuscheln, sie will einfach „aufbleiben".

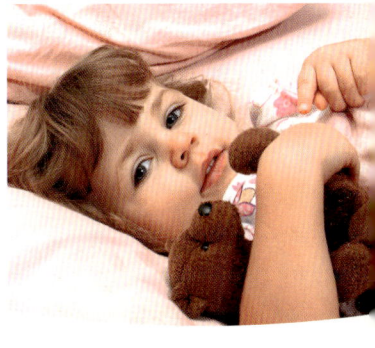

Ein Großteil der Insomniepatienten berichtet, schon als Kind schlecht geschlafen zu haben. Nun ist die Definition von „schlechtem Schlaf" natürlich abhängig von dem, was als „guter" oder „normaler Schlaf" definiert wird, und dies ist wiederum kulturabhängig. Während in südlichen Ländern die Kinder ihre Eltern fast immer bei sozialen Aktivitäten, auch abends, begleiten und bei abendlichen Festivitäten ruhig einschlafen dürfen, wird im nordeuropäischen Kulturkreis Schlaf oft als Muss und Pflichterfüllung gesehen. Den Satz „Du musst jetzt schlafen" haben fast alle Mitteleuropäer schon mal als Kind gehört. Deswegen verbinden besonders Kinder Schlaf mit dem Aufhören von etwas Schönem und Angenehmem, nämlich wach zu sein und spielen zu dürfen. Aus der Sicht der Schlafhygiene ist dies jedoch fatal. Angenehme Dinge lassen sich nur in einem angenehmen Ambiente genießen. Das Gehirn verknüpft verschiedene Reize, wenn sie gemeinsam auftreten. Diese Verbindung von zwei Reizen wurde schon Anfang des letzten Jahrhunderts beschrieben und ist ein uraltes Prinzip der Psychologie. Wenn einem Kind täglich im scharfen Ton gesagt wird, es solle schlafen, und wahrscheinlich noch Konsequenzen angedroht werden, wird Schlaf zur Strafe. Wenn ein Erwachsener sagt, er müsse jetzt schlafen, weil er am nächsten Tag früh aufstehen muss, gehört Schlaf zu einer Pflichterfüllung und wird mit unangenehmen Gefühlen verknüpft.

Wie kann ich die Entstehung von Schlafstörungen verhindern?

Der Körper holt sich seinen Schlaf!

Dies ist umso mehr bei Kindern der Fall. Es gibt Kinder, die mit wenig Schlaf auskommen und andere, die bereits um 19:30 Uhr Probleme haben, wach zu bleiben. Als Eltern sollten Sie sensibel für das natürliche Schlafbedürfnis werden, auch wenn es im ersten Moment „unerhört" wenig erscheint.

- Versuchen Sie, Ihr Kind früh selbstständig den Einschlafzeitpunkt aussuchen zu lassen. Dies sollte jedoch so passieren, dass Ihr Kind auch die Chance hat, Müdigkeit wahrzunehmen (z. B. durch eigenständiges Spielen oder Lesen). Es sollte dabei nicht durch Computerspiele oder einen spannenden Film „aufgeputscht" werden.
- Wenn Ihr Kind sich verschätzt hat und am nächsten Tag müde ist, sollten Sie es ruhig auf den Zusammenhang zwischen zu wenig Schlaf und Müdigkeit aufmerksam machen. Meist ist diese Erfahrung nützlicher als eine Vorabpredigt.
- Bringen Sie Ihrem Kind bei, im Bett nicht zu spielen.
- Falls Ihr Kind Einschlafstörungen haben sollte, versuchen Sie herauszufinden, ob es Sorgen oder Ängste hat (Mobbing in der Schule, Leistungsdruck, Streit mit Freunden). Manchmal erzählen Kinder nicht von ihren Ängsten, da sie Sanktionen befürchten oder sich schämen.
- Seien Sie nicht zwanghaft, was die Zubettgehzeit betrifft. Müdigkeit ist nicht programmierbar. Wenn Ihr Kind mal später ins Bett möchte, entspricht dies einer normalen physiologischen Reaktion auf die Ereignisse des Tages oder des Abends.

Irgendwann spürt Susanne doch die Müdigkeit. Ihre Mutter hat vorgeschlagen, dass sie Bescheid geben soll, wenn sie müde sei und dass sie mit viel Schlaf den morgigen Tag besser genießen kann. Da sie tagsüber nicht mehr ins Bett darf, beschließt sie, nun doch zu schlafen.

INFO

MÜDE- UND WACHMACHER

Es gibt Bedingungen, die die Müdigkeit fördern und solche, die das Wachsein begünstigen. Diese unterscheiden sich individuell. Bei einigen ist der Fernseher eine Einschlafhilfe, bei anderen ein Wachmacher. Wenn Sie sich ein bisschen diesbezüglich beobachten, können Sie Ihre Wach- und Müdemacher gezielt für die Steuerung Ihres Schlaf-wach-Rhythmus einsetzen. Wachmacher sind z. B. soziale Reize (anregendes Gespräch) oder starke Gefühle (Angst oder Freude), aber auch Kälte und helles Licht. Müdemacher sind Monotonie, wohlige Wärme (v. a. nach Kälte), tiefes Atmen, bequemes Liegen oder eine entspannte Atmosphäre.

Schlafen, wenn man müde ist

Wenn Sie müde sind, haben Sie wahrscheinlich Probleme sich zu konzentrieren, leicht brennende Augen und müssen gähnen. Diese Körpersignale sind eindeutig und zeigen an, dass es Zeit ist, sich ins Bett zu legen. Wann diese Zeichen auftauchen, ist von der Dauer der Wachzeit, dem gesundheitlichen Zustand und noch anderen Faktoren abhängig. Wenn die Müdigkeit da ist und Sie die entsprechende gewünschte Zubettgehzeit erreicht haben, gehen Sie schlafen. Wenn Sie keinerlei Müdigkeitszeichen bemerken, sondern eher eine angeregte Wachheit, sollten Sie nicht ins Bett gehen.

> **TIPP**
>
> ## SCHLAFHYGIENE – DIE WICHTIGSTEN REGELN
>
> - nur ins Bett gehen, wenn man schläfrig ist und nicht weil „es Zeit ist"
> - keine längeren Wachzeiten im Bett
> - keinen Schlaf tagsüber
> - emotional aufwühlende Situationen am späten Abend vermeiden
> - ausreichende Tagesaktivität (vor- und nachmittags)
> - ausreichend Frischluft im Schlafzimmer
> - Überwärmung oder Unterkühlung des Schlafzimmers vermeiden

Viele Menschen machen den Fehler, dass sie sich aus anderen Gründen als Müdigkeit zum Schlafen hinlegen. Beispiele hierfür sind Sätze wie: „Ich muss jetzt ins Bett gehen, weil ich morgen früh aufstehen muss." Oder „Wenn ich jetzt nicht gehe, werde ich noch wacher." Alleine diese Erwartungen können schon zu einer erhöhten Anspannung führen und in der Folge davon zu Einschlafstörungen. Wenn „es Zeit wird" und Sie noch nicht müde sind, denken Sie daran:

- Der Körper kann sich auch mal in kurzer Schlafzeit erholen!
- Sie schaffen Ihre Anforderungen auch, wenn Sie müder als sonst sind!
- Es hat keinen Sinn, den Schlaf erzwingen zu wollen.
- Seien Sie lieber wach im Wohnzimmer als im Bett.

Gehen Sie ins Bett, wenn Sie müde sind und eine Schlafbereitschaft bemerken. Schlafgestörte müssen dies u. U. wieder lernen (s. S. 114). Das Problem der Insomnie ist, dass man stets müde ist und evtl. auch schon am Abend schläfrig, aber im Bett keine Schlafbereitschaft hat. Schlafhygiene bedeutet, folgende drei Phänomene kontrolliert unter einen Hut zu bringen. Das bedeutet, dass Sie nach einem aktiven Tag ausreichend müde sind und sich so entspannen können, dass Sie der Schläfrigkeit eine Chance geben.

Dem Schlaf nicht den Appetit verderben

Der sogenannte TV-Schlaf ist einer der häufigsten Gründe für Schlafstörungen. Nach einem aktiven Tag und womöglich einem guten Abendessen können viele der Versuchung nicht widerstehen, kurz einzunicken. Gemütliche Wohnlandschaften laden dazu förmlich ein. Die Beine werden hochgelegt und der Kopf bequem auf einem Kissen platziert. Das Problem bei den abendlichen Schläfchen ist, dass sich der Körper schon dann den Schlaf holt, den er eigentlich erst im Bett bekommen sollte. So wie man sich den Appetit mit Naschen vor der Hauptmahlzeit verderben kann, so kann man auch den Einschlafprozess durch ein Nickerchen am Abend stören. Auch wenn es Menschen gibt, die „immer" schlafen können, sollten Sie bei Einschlafstörungen diese Vorab-Schläfchen vermeiden.

Keine längeren Wachzeiten im Bett!

Schlafstörungen beginnen i. d. R. schleichend. Erste Anzeichen können vermehrte Wachzeiten im Bett sein. Wenn dies passieren sollte, kann man auf zwei mögliche Arten reagieren: erstens liegen bleiben, zweitens aufstehen.

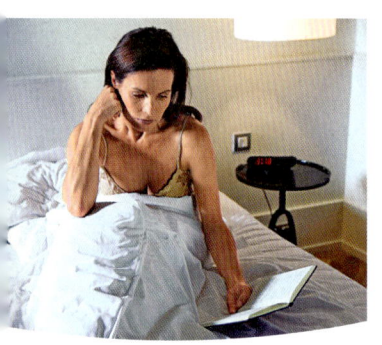

Viele bleiben liegen, da es i. d. R. nachts außerhalb des Bettes ungemütlich ist und sie hoffen, schnell wieder einzuschlafen. Viele bleiben auch dann liegen, wenn das Wiedereinschlafen nicht gelingt. Dieses Verhalten kann jedoch sehr problematisch sein. Wenn Sie wach im Bett sind, kann es sein, dass Sie kurze Schlafzeiten nicht bemerken. So entsteht unter Umständen ein viel längerer Wacheindruck als es tatsächlich der Fall ist, und dies kann wiederum zu unnötiger Frustration führen. Wenn Sie hingegen aufstehen, wissen Sie ganz genau, dass Sie wach gewesen sind. Abgesehen davon sollten Sie sich nicht an Wachzeiten im Bett gewöhnen. Je länger Sie an einem Ort wach sind, desto schwieriger fällt es dem Körper auf Dauer, dort zu schlafen. Das Gehirn speichert Hinweisreize ab. Der Duft von Kuchen ist ein Hinweisreiz für Geschmacksgenuss und der Anblick eines Staus sorgt für Stress. Der Anblick des Betts sollte auf Entspannung, Ruhe und Schlaf hinweisen und nicht wach machen. Liegen bleiben oder aufstehen? Geben Sie sich einen Ruck, wenn Sie merken, dass Sie zu wach zum Wiedereinschlafen sind und stehen Sie auf.

> **TIPP**
> **Wenn die Gefahr besteht, dass Sie abends unbeabsichtigt einnicken:**
>
> - Vermeiden Sie weiche, gemütliche Sitz- bzw. Liegeflächen.
> - Kein Sich-Berieseln-Lassen durch den Fernseher
> - Beschäftigen Sie sich (Handarbeiten, Puzzle, Kreuzworträtsel u. Ä.).
> - Beginnen Sie ein Gespräch.
> - Vermeiden Sie eine Überwärmung des Wohnzimmers.
> - Vermeiden Sie ein zu üppiges Mahl am Abend.
> - Vermeiden Sie Alkohol am Abend.
> - Machen Sie einen Abendspaziergang.

Keine zu langen Bettzeiten

Auch „Rossnaturen" können ihren Schlaf durch zu ausgedehnte Bettzeiten verschlechtern. Wieder stellt sich die Frage nach einem zeitlichen Limit, und erneut kann diese Frage nicht beantwortet werden. Es gibt von Natur aus sogenannte Kurz- und Langschläfer, Napoleon wurde in diesem Zusammenhang bereits erwähnt. Eine zu lange Bettzeit ergibt sich aus dem Missverhältnis zwischen Schlaf- und Bettzeit. Sie sollten i. d. R. auf ca. 80 bis 85 Prozent Schlafeffizienz kommen. Das bedeutet, wenn Sie sieben Stunden schlafen, sollten Sie nicht länger als ca. acht Stunden im Bett liegen. Das entspräche beispielsweise einer Bettzeit von 23:00 Uhr bis 7:15 Uhr. Natürlich können Sie am Wochenende schon mal ausschlafen. Falls Sie im Zuge dessen jedoch eine regelmäßige Verschlechterung des Schlafs zu Wochenbeginn bemerken, sollten Sie auch am Wochenende früher aufstehen. Warum sollte die Bettzeit begrenzt werden? Die Bettzeit optimal mit Schlaf auszufüllen, ist das Ziel jeder schlafhygienischen Regel. Je länger Sie im Bett liegen, desto schwieriger wird es jedoch, die Zeit mit Schlaf zu füllen. Wer kann schon von 22:00 Uhr bis 8:00 Uhr schlafen? Bei diesen zehn Stunden Bettzeit bleiben bei einer durchschnittlichen Schlafzeit von sieben Stunden drei Sunden übrig. Je kürzer Sie die Bettzeit halten, desto tiefer und durchgehender ist der Schlaf.

Je weniger Sie am Tag schlafen, desto besser wird der Schlaf in der Nacht.

Emotional aufwühlende Situationen am späten Abend vermeiden

Starke Gefühle sind, wie oben erklärt, Wachmacher. Ein Streit kann in den besten Familien vorkommen und auch unangenehme Anrufe müssen mal

INFO
MÜDE, SCHLÄFRIG, SCHLAFBEREIT

Das, was uns in der deutschen Sprache so selbstverständlich erscheint, nämlich müde und schläfrig zu sein, ist in der Schlafforschung durchaus eine komplizierte Angelegenheit. So gibt es das Phänomen, dass man sehr müde ist, aber nicht einschlafen kann oder dass man überraschenderweise einschläft, ohne vorher eine starke Müdigkeit verspürt zu haben. Woran liegt das? Müdigkeit und Schläfrigkeit sind durchaus nicht dasselbe.

Müdigkeit wird als Folge von Überbeanspruchung gesehen. Auch Materialien können ermüden, wenn sie zu lange beansprucht worden sind. So sind Ermüdungserscheinungen beim Menschen Konzentrationsstörungen, brennende Augen und eine allgemeine Verlangsamung.

Schläfrigkeit hingegen bedeutet, unmittelbar vor dem Einschlafen zu sein, gegen das man sich dann wehren kann oder auch nicht. Ein müder Fahrer muss nicht zwangsläufig einschlafen, ein schläfriger Fahrer hingegen kämpft schon gegen das Einschlafen. Die Schlafbereitschaft bedeutet im Gegensatz dazu ein positives Bereitstellen des Körpers und der Psyche für den Schlaf. Schlafbereitschaft entsteht, wenn wir dem Körper „erlauben" zu schlafen. Schlafbereitschaft kann durch gezielte Entspannungsübungen trainiert werden. Je mehr Sie während der Entspannung loslassen, sich von angenehmen Gedanken treiben lassen und innerlich zur Ruhe kommen, desto höher ist die Wahrscheinlichkeit, dass Sie schläfrig werden. Schlaf wird dann eine direkte Folge sein.

erledigt werden. Verschieben Sie lästige Dinge auf den Tag, dann haben Sie genug Zeit, sie bis zur Nachtruhe noch zu verdauen. Generell ist es ratsam, den Abend ruhig und harmonisch ausklingen zu lassen. Damit ist sicher keine übertriebene Langeweile gemeint und soziale Aktivitäten gehören zum normalen Leben dazu. Der spätabendliche „Schocker" oder Thriller im Fernsehen oder auch das dramatische Computerspiel führen jedoch insbesondere bei Kindern nachgewiesenermaßen zu Schlafstörungen.

Den Tag ausklingen lassen

Entspannung ist die Voraussetzung fürs Einschlafen. Nur wenn der Körper ruhig und die Psyche entspannt ist, kann man einschlafen. Die Entspannungsphase muss nicht lang sein – doch mindestens eine Stunde vor dem Zubettgehen sollten Sie zur Ruhe kommen. Viele Schlafgestörte überfordern den Körper, indem sie den Schlaf einfordern, auch wenn die Voraussetzung dafür nicht gegeben ist. Ein typisches Beispiel ist der Lehrer, der bis spät in die Nacht die Hausaufgaben korrigiert und anschließend gleich ins Bett geht oder der Student, der bis ein Uhr nachts über den Büchern sitzt und dann im Bett nicht abschalten kann. Lassen Sie den Tag ausklingen. Das muss nicht schon um 18:00 Uhr sein, mindestens aber zwei Stunden vor dem Zubettgehen. Wie lange Sie tatsächlich brauchen, werden Sie selbst lernen, wenn Sie versuchen ihre An- und Entspannung zu spüren. Wenn Sie vermehrt Stress am Tag haben, sorgen Sie im Ausgleich dafür mit gezielten Entspannungsübungen für Stressabbau. Benutzen Sie jedoch nicht den Schlaf dazu!

Schlafhygiene

Wie man sich bettet …

Es gibt eine Reihe von äußeren Bedingungen, die den Schlaf verschlechtern können. Dazu gehören ungewohnte Umgebungstemperaturen oder auch Lärm und Lichtverhältnisse. Die Betonung liegt bei diesem Punkt auf „ungewohnt". In Indien können Menschen bei starker Hitze schlafen und in Skandinavien bei hellen Lichtverhältnissen. Für einen Westeuropäer, der nach Indien kommt, ist die Hitze zunächst ungewohnt und kann den Schlaf stören. Solange jedoch konstante Umweltbedingungen bestehen, kann sich der Körper daran gewöhnen und schlafen. Wie sieht es mit der Schlafzimmereinrichtung aus? Hier muss klar gesagt werden: Die meisten Menschen in den westlich-industrialisierten Ländern haben ohnehin „luxuriöse" Schlafbedingungen mit separaten Schlafzimmern, die i. d. R. ruhig sind, mit einem bequemen Bett und guten Lüftungsverhältnissen. Bei diesem schlaftechnisch gesehen hohen Standard kann man sich guten Gewissens weitere Empfehlungen sparen. Sie sollten einfach

- nicht frieren,
- nicht schwitzen,
- bequem liegen,
- nicht durch ungewohnten Lärm wach werden,
- nicht durch zu starkes Licht geweckt werden.

Das reicht! Alles, was darüber hinausgeht (Größe und Ausrichtung des Betts, Matratzenbeschaffenheit, Temperatureinstellung), sind individuelle Vorlieben, die aus schlafmedizinischer Sicht nicht angetastet werden sollten.

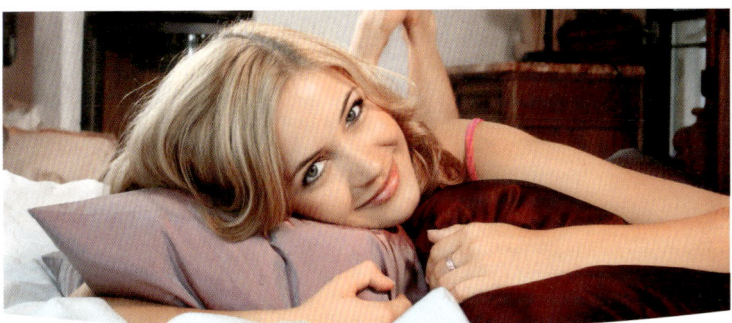

Wie kann ich die Entstehung von Schlafstörungen verhindern?

Psychohygiene

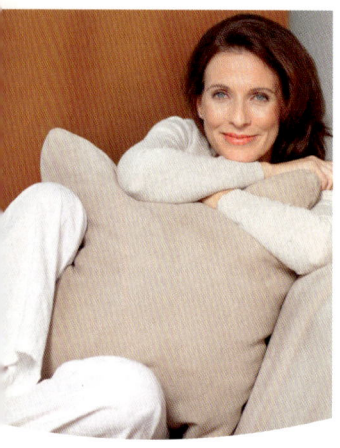

Das, was wir am Tage erleben, ist in der Nacht nicht gelöscht, sondern wird weiterverarbeitet. Darum ist eine gute Psychohygiene für den Schlaf genauso wichtig wie eine gute Schlafhygiene.

Zu viel Stress kann genauso schädlich sein wie zu wenig. Dass der berühmte ausgebrannte Manager Schlafstörungen entwickeln kann, ist medizinisch gesehen keine aufregende Neuigkeit. Das Gleiche gilt jedoch für ältere Menschen, die alleine leben und die ohne sonderliche Aufregung und Aufgaben am Tage und am Abend auf die Bettzeit warten. Einsamkeit und Langeweile sind oft belastender als zu viele Anforderungen, beides kann jedoch Stress bedeuten.

Auch wenn Sie stressige Tage nicht immer vermeiden können, sollten Sie sich über den Zusammenhang zwischen Stress und Schlaf im Klaren sein. Stress bedeutet immer körperliche Anspannung. Man kann nicht entspannt gestresst sein! Täglicher Stress am Tag bedeutet auch eine konstant erhöhte körperliche Anspannung. Dies lässt sich wie gesagt vorrübergehend nicht verhindern. Bei andauernder Belastung kann jedoch Folgendes passieren: Stress wird entweder nicht mehr bewusst wahrgenommen. Als Folge können sich Schlafstörungen oder auch andere Beschwerden (wie z. B. Gastritis) einstellen. Oder der Stress wird bemerkt und weggeschoben. Dies geschieht häufig mit Durchhalteparolen wie: „Die anderen schaffen es schließlich auch!" oder „So schlimm ist es nun auch wieder nicht!". Wenn ein Übermaß an Stress erlebt wird, kann der Körper nicht mehr gegenregulieren. Andauernde Angespanntheit und Schlafstörungen können die Folge sein.

Psychohygiene bedeutet aus schlafmedizinischer Sicht, den Alltag so zu gestalten, dass Erlebtes in der Nacht verarbeitet ausreichend werden kann, ohne dass es belastet.

Mit einem schweren Kopf lässt es sich schlecht einschlafen und unerledigte Dinge, Versagensängste oder Schuldgefühle machen einen schweren Kopf. Im Folgenden erhalten Sie ein paar Tipps, wie Sie den Kopf frei bekommen.

Stress ist immer mit einer erhöhten körperlichen Anspannung verbunden, die uns kurzzeitig aktiviert, auf Dauer aber auch schaden kann. Versuchen Sie, auf Ihre Grenzen der Belastbarkeit zu achten und diese auch zu respektieren.

Psychohygiene

> ### CHECKLISTE
> **Die folgenden Fragen zielen darauf ab, wie gut Ihre Psychohygiene ist.**
> - Ist Ihr Alltag sehr dicht organisiert oder haben Sie regelmäßige Ruhepausen?
> - Fühlen Sie sich in Ihrem Aufgabenbereich überfordert, auch unabhängig von Müdigkeit?
> - Haben Sie zu viel Verantwortlichkeiten oder könnten Sie auch einiges davon delegieren?
> - Wie oft in der Woche haben Sie ein persönliches Highlight, auf das Sie sich freuen?
> - Wie oft haben Sie abends das Gefühl, dass wirklich alles erledigt ist?
> - Können Sie bei bestimmten Freizeittätigkeiten abschalten?

Pausen sorgen für mehr Lebensqualität

In Zeiten vermehrter Belastung lernt der Körper, tagsüber hochtourig zu fahren. Dass er dann nachts nicht auf einmal den Schalter umlegen kann, ist verständlich. Schlaf ist ein empfindlicher Prozess, der gepflegt werden muss. Die Entspannung, die der Körper für gesunden Schlaf braucht, muss er auch tagsüber erfahren. Wenn keine Pausen eingehalten werden, können die Psyche und der Körper nicht mehr auftanken. Die Anspannung kann dann zu einer Daueranspannung ansteigen. Hierunter leidet nicht nur die Lebensqualität, sondern der Körper verlernt auch die Fähigkeit zur Entspannung. Deshalb ist regelmäßiges Einüben von Entspannung die Voraussetzung für guten Schlaf. Der Körper lernt so, zumindest kurzfristig auf Ruhe zu schalten, und diese Ruhe kann dann nachts reaktiviert werden. Entspannung bedeutet zunächst, einen Zustand der seelischen Harmonie und Ruhe, der körperlichen Ausgeglichenheit und Leichtigkeit zu erreichen. Man braucht hierzu kein Zenmeister oder Yogalehrer zu sein. Die meisten Menschen entspannen sich regelmäßig, ohne es zu merken. Dies kann bei allen Tätigkeiten der Fall sein, die als angenehm empfunden werden, z. B. einem schönen Spaziergang, einem warmen Bad, einem interessanten Hobby, einem beruhigenden Gespräch, aber auch einem unterhaltsamen Spielfilm. Gezielte Entspannungsübungen kann man mit der entsprechenden Anleitung und etwas Übung erlernen.

Auf welche Weise man sich entspannt, ist nicht wichtig, solange die Entspannung regelmäßig stattfindet. Sorgen Sie dafür, dass der Körper sich immer wieder während des Tages kurz entspannen kann. Dafür reichen schon Pausen von ca. 15 Minuten aus. Der Körper braucht sie, um zur

Schlafmittel können zwar eine chronische Anspannung kurzzeitig unterbrechen – nicht umsonst haben Schlafmittel auch diese beruhigende Wirkung – ändern auf Dauer jedoch nichts an der Einstellung gegenüber Stress.

Wie kann ich die Entstehung von Schlafstörungen verhindern?

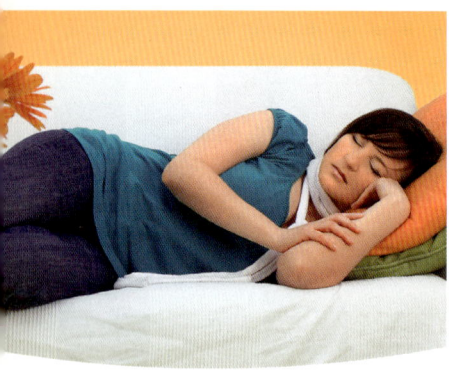

Ruhe zu kommen! Pausen sind schon in der Schule wichtig, und die Siesta in südlichen Ländern schützt nicht nur vor der Hitze, sondern schafft auch Entspannung und Regeneration. Es gibt Untersuchungen, die zeigen, dass kurze „Naps" (Nickerchen) die Produktivität steigern können. So sollten Pause, Entspannung, Erholung und Ausruhen nicht als Mangel an Produktivität, sondern als wichtige Voraussetzung genau dafür gesehen werden. Entspannung hat nichts mit Faulheit zu tun, sondern stellt einen notwendigen Ausgleich zu unserer täglichen Arbeit dar, beides ist als Seite einer Medaille zu sehen. Schlafstörungen sind in vielen Fällen Ausdruck dieser fehlenden Regeneration und Folge einer ständigen Anspannung, die nicht mehr heruntergeregelt werden kann.

Gedanken aufräumen

Gedanken, die uns einfach nicht aus dem Kopf gehen wollen, von Patienten oft als Nicht-Abschalten-Können bezeichnet, belasten erheblich. Es kommt vor, dass wir nachts die Probleme wälzen, die tagsüber nicht gelöst werden können. Viele Menschen wünschen sich ein Stück Gelassenheit oder Unerschütterlichkeit, das sie über alles hinwegsehen lässt. Natürlich kann man sein Gehirn nicht umprogrammieren oder einfach „auf Durchzug schalten", wann es beliebt. Es gibt jedoch ein paar Tricks, wie man in seiner Gedankentruhe aufräumen kann und sich nicht durch alle mögliche Probleme die Ruhe rauben lässt.

- Grübeltagebuch. Das Führen eines Tagebuchs kann die Grübeleien schon reduzieren. Wenn Sie etwas belastet, schreiben Sie Ihre Gefühle und Gedanken auf. Blättern Sie zurück und lesen Sie durch, was Sie schon geschrieben haben. Stellen Sie sich nun vor, was wohl ein guter Freund oder einer gute Freundin Ihnen raten würde, wenn Sie sie fragen würden. Schreiben Sie auch das auf.
- Versuchen Sie, Missverständnisse sofort zu klären. Manchmal ist eine Aufregung ganz umsonst und beruht lediglich auf einem Missverständnis. Probleme gleich anzusprechen, hat den Vorteil, dass Sie sich u. U.

stundenlanges Grübeln ersparen. Der Satz: „Wie hast Du das gemeint?" oder „Habe ich das richtig verstanden?" ist oft eine gute Brücke und erspart unnötigen Ärger.
- Ein Hauch Fatalismus. Manchmal kann man Gegebenheiten nicht ändern und muss sie so stehen lassen, auch wenn es schwerfällt. In diesen Momenten sollten Sie jedoch auch versuchen, sich aktiv abzulenken.

Was zu viel ist, ist zu viel

Ein Zuviel an Arbeit und Verantwortung trifft i. d. R. immer den gleichen Typ Mensch, nämlich den, der nicht Nein sagen kann. Dieser merkt oft erst zu spät, dass er zu viel Stress und Verantwortung nicht mehr ertragen kann – nämlich dann, wenn die ersten Folgen von zu viel Stress und erdrückender Verantwortung nicht mehr „erträglich" sind. Der „Ich-kann-nicht-Nein-sagen"-Typ fällt weniger durch offensichtliche Schwäche als eher durch hilfsbereites und sehr aufmerksames Verhalten auf. Er sieht, wo die Not des anderen ist und muss ihm helfen. Die Mehrheit der Insomniepatienten schildert ein solches Verhalten, wenn man sie darauf anspricht. Deshalb ist auch dieser Aspekt insbesondere für die Psychohygiene in puncto Schlaf sehr wichtig. Überlegen Sie:

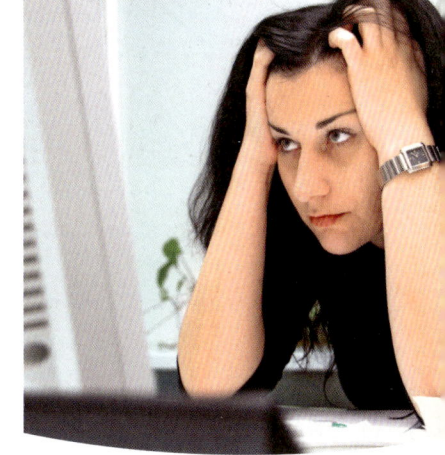

- Braucht der andere wirklich Ihre Hilfe, oder ist das ein Wunschdenken Ihrerseits?
- Können Sie ihm auch anders helfen, als ihm einfach alle Aufgaben abzunehmen?
- Sind Sie wirklich die/der Einzige, die/der diese Aufgaben übernehmen kann?
- Können Sie auch abwarten, bis man Sie um Hilfe bittet?

Neinsagen kann man lernen. Das geht anfangs nicht ohne Schwierigkeiten. Vor allem Ihr engeres Umfeld wird sich zunächst wundern. Sie sollten deshalb das Nein mit einer entsprechenden Erklärung versehen. Es gibt mittlerweile in vielen Volkshochschulen oder Beratungsstellen Selbstsicherheitskurse. Hier können Sie lernen, sich besser abzugrenzen.

Wie kann ich die Entstehung von Schlafstörungen verhindern?

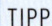
TIPP
ABGRENZEN ÜBEN

Machen Sie ein Gedankenspiel und verdrehen Sie die Rollen. Lassen Sie jemand anderen in Ihren Alltag und all Ihre Aufgabenbereiche schlüpfen. Was würden Sie ihm raten? Einmalige Übung: Bitten Sie eine Freundin oder einen Freund, Ihnen auf ein Tablett, das Sie tragen, Bücher aufzustapeln. Wenn Sie es nicht mehr tragen können, sagen Sie dies ruhig und bestimmt. Überlegen Sie, wie sich das angefühlt hat. Nutzen Sie das Gefühl, um mehr auf sich zu achten.

Öffnen Sie sich

Sind Sie der Typ, den kleine Veränderungen schon nervös machen können? Haben Sie oft Reisefieber? Können Sie schwer auf fremde Menschen zugehen? Auch von diesen Personen weiß man, dass sie für Schlafstörungen anfällig sind. Diese Grundeinstellungen lassen sich natürlich nicht einfach ändern, aber Sie können versuchen, sie zumindest zu lockern. Fassen Sie sich ein Herz und probieren mal etwas Neues aus: Machen Sie z. B. einen Sportkurs und lernen Sie neue Menschen kennen. Bringen Sie vor allem Abwechslung in Ihren Alltag.

Psychohygienische Regeln, wie oben beschrieben, sind nicht nur in Bezug auf unseren Schlaf, sondern auf die Lebensqualität i. A. wertvoll. Beides hängt eng miteinander zusammen.

Aktivität und körperliche Fitness

Sonnenlicht hat eine nicht zu unterschätzende aktivierende Wirkung auf den Organismus und die Psyche. Tanken Sie täglich ausreichend davon.

Eine ausreichend hohe Aktivitätskurve am Tag ist schlaffördernd. Dazu muss man keine außergewöhnlichen sportlichen Maßnahmen ergreifen. Lassen Sie sich beraten, welche Sportart bei Ihrer körperlichen Konstitution zu empfehlen wäre und versuchen Sie, sich zwei- bis dreimal in der Woche sportlich zu betätigen.

Licht macht aktiv

Wichtig ist, dass Sie regelmäßig frische Luft und damit ausreichend Licht tanken. Keine noch so helle Raumbeleuchtung kann mit einem nebeligen Novembertag mithalten, was die Luxzahl anbelangt. Und ausreichend Licht am Tag ist wichtig für guten Schlaf in der Nacht.

Chronic Fatigue Syndrome

Das sogenannte Chronic Fatigue Syndrome (CFS) wurde erstmals 1988 beschrieben und bezeichnet einen andauernden Zustand gesteigerter geistiger und körperlicher Erschöpfung und damit einhergehend einer spürbaren Leistungsminderung, die mindestens sechs Monate andauert. Die Symptome sollten dabei nicht durch eine bestehende körperliche oder psychiatrische Erkrankung erklärbar sein. Man nimmt an, dass bis zu ein Prozent der Bevölkerung darunter leidet, wobei Frauen häufiger als Männer betroffen sind.

Chronic Fatigue Syndrome – ein Zwitter

In der internationalen Klassifikation für Schlafstörungen ist das Chronic Fatigue Syndrome nicht aufgeführt. Dennoch beschäftigt es immer wieder die Schlafforscher, weil es diagnostisch so schwierig einzuordnen ist. Die Betroffenen berichten von erhöhter Tagesmüdigkeit, Konzentrations- und Gedächtnisstörungen, Verstimmungen und Schmerzen in den Muskeln.

Des Weiteren wird nicht erholsamer Schlaf und ein gestörter Schlafablauf beklagt, allerdings ohne Angst vor Schlaflosigkeit. Viele Patienten nehmen an Gewicht ab, vertragen keinen Alkohol oder Psychopharmaka mehr und leiden unter Schwindel oder Übelkeit. Sie berichten, ihren Beruf nicht mehr richtig ausüben zu können und ziehen sich sozial zurück. Es zeigen sich Symptome, die stark an eine Depression oder an ein Erschöpfungssyndrom erinnern, ohne das solche jedoch diagnostiziert werden könnten.

Ursache ungeklärt

Obwohl die Betroffenen über gestörten Schlaf klagen, konnte dieser in wissenschaftlichen Studien nicht objektiviert werden. CFS wurde lange als Form einer Neurasthenie, also einer psychiatrischen Krankheit, gesehen, welche einen allgemeinen chronischen Schwächezustand bezeichnet. In jüngeren Studien wurde es als eine immunologische Reaktion nach einem abgelaufenen Infekt klassifiziert. Die Ursache ist jedoch noch ungeklärt. Interessanterweise zeigen sich gute Erfolge bei der Verhaltenstherapie, was auf eine deutliche psychische Mitbeteiligung schließen lässt.

Wie kann ich die Entstehung von Schlafstörungen verhindern?

Das Wichtigste auf einen Blick

Kann man das Auftreten von gestörtem Schlaf verhindern?
Durch Schlafhygiene lässt sich grundsätzlich die Wahrscheinlichkeit, dass gestörter Schlaf auftritt, verhindern. Schlafstörungen, wie z. B. eine Schlafapnoe oder ein RLS, kann man nicht verhindern.

Was ist Schlafhygiene?
Schlafhygiene heißt, sich so zu verhalten, dass die natürliche Schlafqualität nicht gefährdet wird. Man muss u. U. wieder neu erlernen, ein gesundes und entspanntes Verhältnis zum Schlaf zu entwickeln.

Was ist hierbei besonders beachten?
Zu den wichtigsten schlafhygienischen Regeln gehört, dass man durch eine ausreichend ausgewogene Aktivität am Tag so viel Müdigkeit aufbaut, dass Schlaf nachts möglich wird. Man sollte deshalb tagsüber nicht schlafen und vor allem Schläfchen am Abend vermeiden. Des Weiteren sollten zu lange Bettzeiten (mehr als sieben bis acht Stunden) vermieden werden, da der Körper sonst lernt, wach im Bett zu liegen.

Gehört Entspannung zur Schlafhygiene?
Entspannung ist die Voraussetzung für guten Schlaf. Der Körper und die Psyche sollten regelmäßige Entspannungsphasen am Tag erleben, sodass diese Entspannung auch am Abend möglich ist.

Welchen Einfluss hat Psychohygiene auf den Schlaf?
Ein gutes Gewissen ist ein gutes Ruhekissen! Sorgen Sie dafür, dass Sie nicht zuviel Unerledigtes mit sich herumtragen und dass Sie abschalten können, damit sie nicht in der Nacht von Grübeleien verfolgt werden. So können Sie entspannt einschlafen.

Wie hängen körperliche Fitness und Schlaf zusammen?
Bleiben Sie regelmäßig aktiv und tanken Sie tagsüber so viel Licht wie möglich. Dann hat der Schlaf durch eine gesunde Müdigkeit eine Chance.

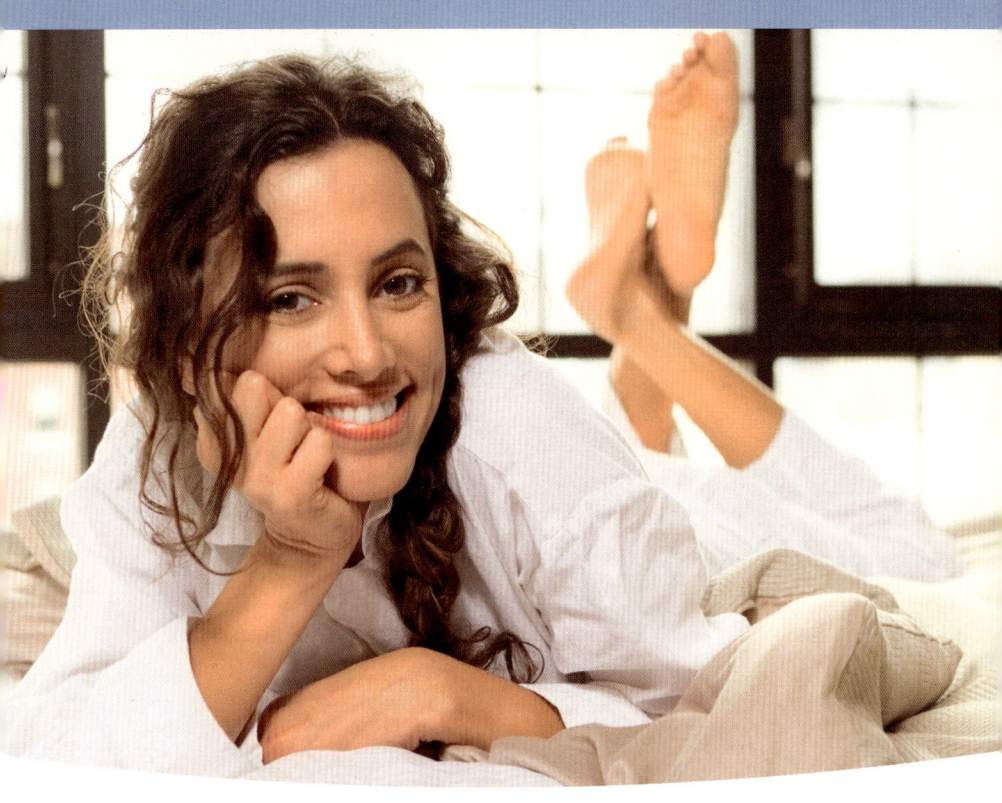

Serviceteil

Für einen Ansprechpartner vor Ort oder für die Beantwortung Ihrer individuellen Fragen sollten Sie nicht zögern, sich Unterstützung zu suchen.

Hilfreiche Adressen

Die Deutsche Gesellschaft für Schlafforschung und Schlafmedizin (DGSM) erforscht den Schlaf, seine Störungen und deren Behandlung. Auf der Homepage finden Sie u. a. eine Liste mit Schlaflaboren in Deutschland.

Deutsche Gesellschaft für Schlafforschung und Schlafmedizin (DGSM)
Geschäftsstelle
HEPHATA-Klinik
Schimmelpfengstraße, 34613 Schwalmstadt-Treysa
Tel.: 0 66 91 / 27 33, Fax: 0 66 91 / 28 23
E-Mail: dgsm.mayer@t-online.de
Internet: www.dgsm.de

Die RLS e. V. Deutsche Restless Legs Vereinigung informiert in Zusammenarbeit mit Ärzten und Wissenschaftlern über das Restless-Legs-Syndrom, organisiert Selbsthilfegruppen und bietet u. a. eine Hotline für Betroffene.

RLS e. V.
Schäufeleinstraße 35, 80687 München
Tel: 0 89 / 55 02 88 80, Fax: 0 89 / 55 02 88 81
E-Mail: info@restless-legs.org
Internet: www.restless-legs.org

Der Bundesverband Schlafapnoe Deutschland e. V. (BSD) ist ein Verbund der Selbsthilfegruppe für Schlafapnoe-Patienten. Auf der Internetseite finden Sie neben allgemeinen Informationen zur Krankheiten auch zahlreiche Ansprechpartner und Kontaktadressen.

Bundesverband Schlafapnoe Deutschland e. V. (BSD)
Vorsitzender Siegward H. Grahner
Kettelerstr. 54, 58099 Hagen
Tel.: 0 23 31 / 6 67 80, Fax: 0 23 31 / 6 67 90
E-Mail: info@bsd-web.de
oder s.grahner@bsd-web.de
Internet: www.bsd-web.de

Der WdK Fachverband Schlafapnoe/Chronische Schlafstörungen organisiert Selbsthilfegruppen für Betroffene und verschiedene Veranstaltungen zum Thema.

VdK Fachverband Schlafapnoe/Chronische Schlafstörungen
Wurzerstraße 4 a, 53175 Bonn
Tel.: 02 28 / 8 20 93 - 0, Fax: 02 28 / 8 20 93 - 46
E-Mail: info@vdk-schlafapnoe.de
Internet: www.vdk.de/fachverband-schlafapnoe/

Die Deutsche Narkolepsie-Gesellschaft e. V. bietet Information, Beratung und Betreuung für Betroffene. Außerdem setzt sie sich für die Förderung der Narkolepsieforschung und die Aufklärung über diese Erkrankung ein.

Deutsche Narkolepsie-Gesellschaft e. V.
Bundesgeschäftsstelle
Wilhelmshöher Allee 286, 34131 Kassel
Tel.: 05 61 / 40 09 07 04, Fax: 05 61 / 40 09 07 06
E-Mail: dng-geschaeftsstelle@t-online.de
Internet: www.dng-ev.de

Auflösung für den Test auf S. 20

Mythos Schlaf – Wie gut kennen Sie sich aus?

Der Schlaf vor Mitternacht ist der beste.	▪ Nein
Schlafstörungen lassen die Haut schneller altern.	▪ Nein
Bei Vollmond schläft man schlechter.	▪ Nein
Elektrosmog hat einen negativen Einfluss auf den Schlaf.	▪ Nein
Man braucht mindestens sieben Stunden Schlaf, um erholt zu sein.	▪ Nein
Im Alter wird der Schlaf häufig schlechter.	▪ Ja
Wir wachen alle im Schlaf mindestens zehnmal auf.	▪ Ja
Sport am Abend verschlechtert den Schlaf.	▪ Nein
Warmes Essen am Abend verschlechtert den Schlaf.	▪ Nein
Im Schlaflabor kann man Gedanken im Schlaf messen.	▪ Nein
Wasseradern beeinflussen den Schlaf.	▪ Nein
Zu wenig Schlaf macht dumm.	▪ Nein

Serviceteil

SCHLAFPROTOKOLL

Name:

Beispiel: Schlaf | Dösen o. Halbschlaf | wach im Bett

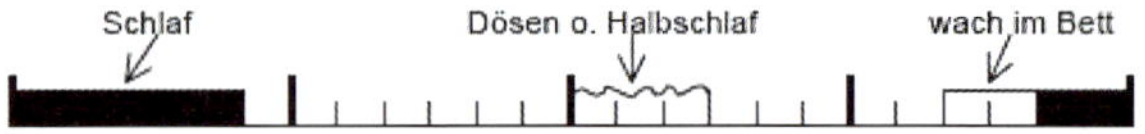

Datum: 0:00   6:00   12:00   18:00   24:00   Bemerkung:

Mo
Di
Mi
Do
Fr
Sa
So

Mo
Di
Mi
Do
Fr
Sa
So

Mo
Di
Mi
Do
Fr
Sa
So

Copyright Dr. Geisler, Schlaflabor am Bezirksklinikum Regensburg

Register

Abgeschlagenheit, morgendliche 32, 39
Abhängigkeit 94 f., 97 f., 102 ff.
Albtraum 10, 28, 35, 40 f., 52 ff., 59
Alkohol 20, 32, 36, 40, 45 ff., 68, 86, 96, 98, 100, 113, 121
Antidepressiva 50, 73, 103
Atempause → Schlafapnoe
Atmungsstörung, schlafbezogene 33, 39, 44, 47, 58, 66, 95 f., 102

Baldrian 101
Beinbewegungen, periodische 12, 29, 33, 49 f., 52, 58
Beine, unruhige 35
Belastungsstörung, posttraumatische 10
Bettzeit 29, 31 ff., 40, 58, 66, 68, 70, 72, 79, 80 ff., 87 f., 91, 113, 116, 122
Bettzeitenrestriktion 83 ff.

Chronic Fatigue Syndrome 121

Depression 30 ff., 38, 73, 121
Durchschlafstörung 30 f., 41, 56, 61, 63, 71, 88, 95, 105

Einschlafstörung 22, 28 f., 38 ff., 48, 69, 79 f., 102, 110 ff.
Einnicken, ungewolltes 34
Eustress 71
Entspannungsverfahren 72, 86

Früherwachen 31, 41, 100, 105

Homöopathie 101
Hopfen 101
Hypersomnie 28, 44
Hypnogramm 13, 23

Insomnie
- paradoxe → Schlafwahrnehmungsstörung
- psychophysiologische 67 ff., 72 ff.
- psychoreaktive 63 f.
- sekundäre 74

Jetlag 38, 101
Johanniskraut 101

Kataplexie 55

Medikamentenabhängigkeit 94 f., 97 f., 102 ff.
Medikamenteneinnahme, unregelmäßige 71 f.
Melatonin 101
Mittagsschlaf 66, 71
Mittel, pflanzliche 100 f.

Nachtschicht → Schichtarbeit
Narkolepsie 33, 35, 54 ff., 58, 108
Neuroleptika 103
Non-REM-Schlaf 13, 55

Parasomnie 28, 44
Placebo 103
PLMS → Beinbewegungen, periodische
Polysomnografie 12, 16, 33
Powernap 18 f.
Psychohygiene 116 ff., 122

Rapid-Eye-Movement-Schlaf → REM-Schlaf
REM-Schlaf 13, 16, 30 f., 55 f., 66
Restless-Legs-Syndrom 35, 48 ff., 58, 66, 95, 108, 122
RLS → Restless-Legs-Syndrom

Sekundenschlaf 34
Schichtarbeit 56 ff.
Schlafapnoe 12, 35, 37 f., 45 ff., 52, 63, 96, 122
Schlafbereitschaft 114
Schlafdauer 13, 16, 18, 23, 26 f., 29, 32 ff., 39 f., 55, 66, 71, 81
Schlafdruck 19, 29, 34, 38, 58, 66, 71, 82 f., 85, 88, 91
Schlafhygiene 66, 109 ff.
Schlaflabor 10, 14, 52
Schlaflähmung 35, 56
Schlaflatenz 13, 16, 81, 88
Schlafmangel 17, 33 f., 38 f.
Schlafmangelsyndrom 33 f.
Schlafprotokoll 12, 79 ff.

Serviceteil

Schlafstadium 12 f., 31, 100
Schlaf-wach-Rhythmus 9, 19, 56 f., 59, 83, 110
Schlafwahrnehmungsstörung 65, 75
Schlafwandeln 39 f., 50 ff., 54, 59
Schnarchen 29, 31, 36 f., 39, 45, 47

Slow-Wave-Sleep 13
Stress 29, 34, 51, 53, 64, 75, 112, 114, 116 f., 118 f.
Stresshormon 9

Tagesmüdigkeit 28, 33, 39, 47, 55, 58, 121
Tiefschlaf 12 f., 16, 31 f., 66, 100

Tinnitus 22, 66
Traum 9 f., 12 ff., 20 f., 31, 35, 52, 54, 59, 98

Wechseljahre 74

Zähneknirschen 28
Z-Substanzen 102 f.

Bildnachweis

Wir bedanken uns bei allen Bildlieferanten, die uns durch die Bereitstellung von Abbildungen freundlicherweise unterstützt haben.

BZK Regensburg, Schlaflabor, Dr. Geisler: 80, 126

Crönlein, Dr. Tatjana: 68

djd/deutsche journalisten dienste: djd/Gynokadin 20, 112; djd/Infrasonics 28, 121; djd/DAK Pressestelle 44; djd/Abus 51; djd/ResMed GmbH & Co. KG 66, 74; djd/Klaiber Sonnen- und Wetterschutztechnik 87; djd/RatGeberZentrale 119

fotolia.com: Norberto Lauria 8; drubig-photo 9, 26, 75; amandare 13; Manuel Tennert 16; puje 17; olly 21; Galina Barskaya 29; Bernd Leitner 33; detailblick 36; endostock 39; Irina Fischer 41; Howard Sandler 45; Monkey Business 46, 57, 78, 108; Julija Sapic 48; photoCD 49; DEHJ 50; Simone van den Berg 55; AVAVA 59; Monika Wisniewska 62; fred goldstein 64, 70; Yuri Arcurs 71, 65, 116; mangostock 73; stta 85; mihhailov 22, 89; Sylvie Thenard 94, 96; Kzenon 95; diego cervo 97; freshpix 102; somenski 105; Anita P. Peppers 40, 109; Doreen Salcher 115; Patrizia Tilly 118

Klosterfrau Gesundheitsdienst: 101

mauritius images: 6/7, 24/25, 42/43, 60/61, 76/77, 92/93, 106/107, 123

Mayer, David: 53

Oppenauer, Doris: 11